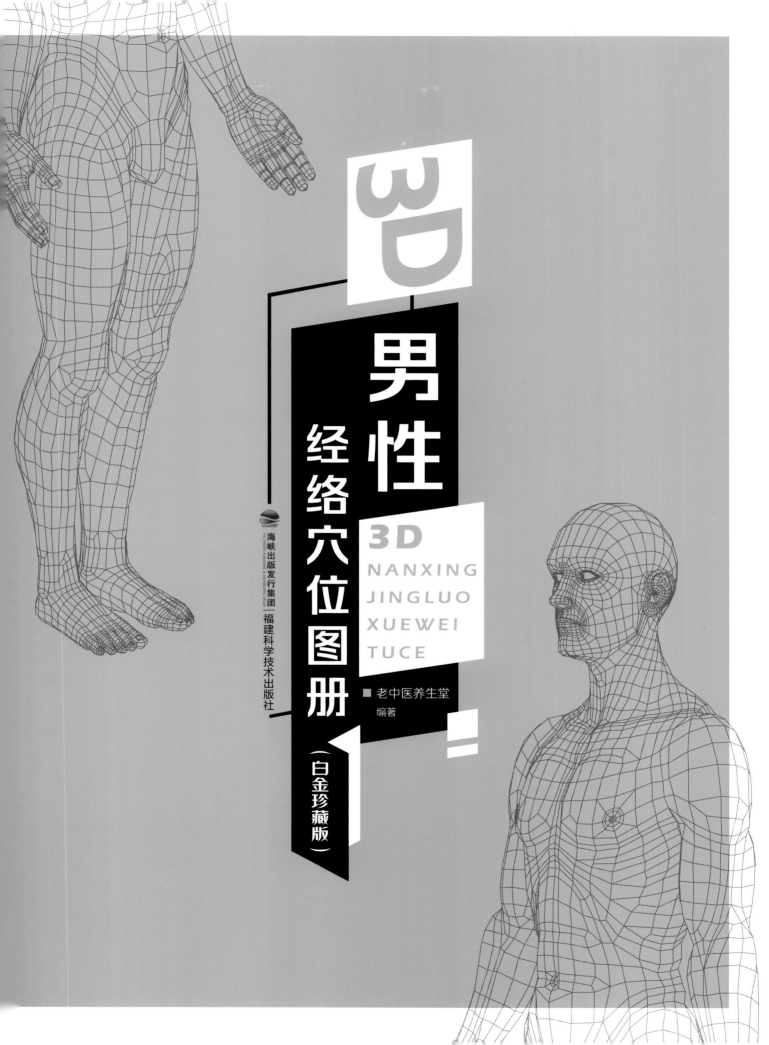

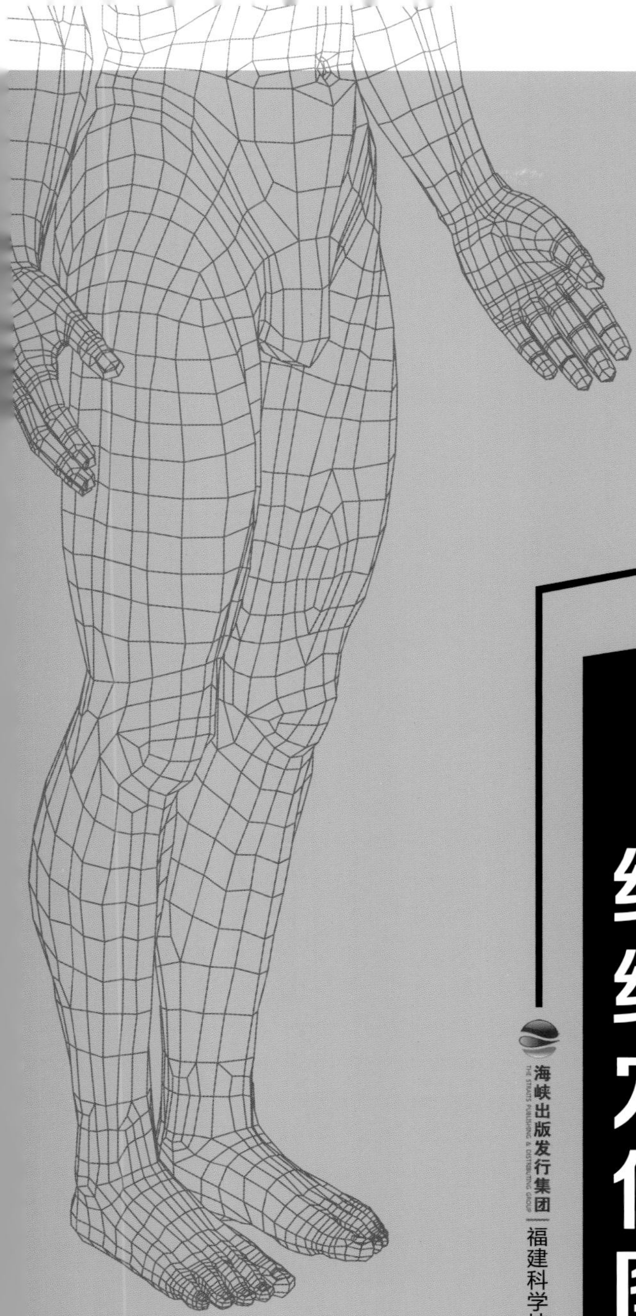

3D

男性经络穴位图册

3D NANXING JINGLUO XUEWEI TUCE

（白金珍藏版）

老中医养生堂 编著

海峡出版发行集团
THE STRAITS PUBLISHING & DISTRIBUTING GROUP
福建科学技术出版社

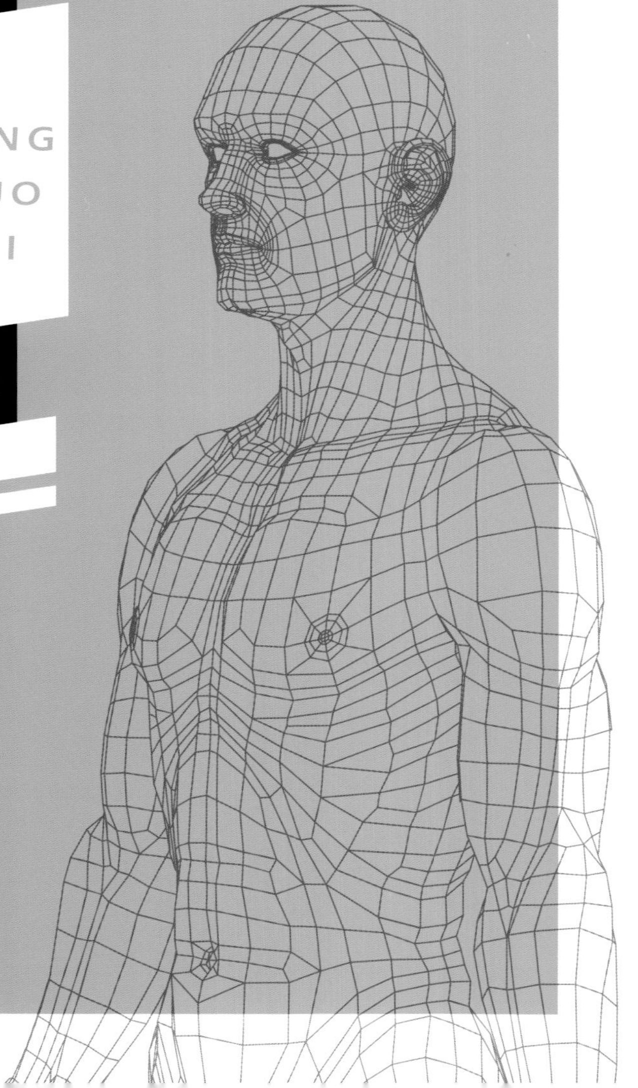

图书在版编目（CIP）数据

3D男性经络穴位图册：白金珍藏版 / 老中医养生堂编著. —福州：福建科学技术出版社，2018.4
ISBN 978-7-5335-5568-9

Ⅰ.①3… Ⅱ.①老… Ⅲ.①男性－经络－图集②男性－穴位－图集 Ⅳ.①R224.4

中国版本图书馆CIP数据核字（2018）第038981号

书　　名　3D男性经络穴位图册（白金珍藏版）
编　　著　老中医养生堂
出版发行　海峡出版发行集团
　　　　　福建科学技术出版社
社　　址　福州市东水路76号（邮编350001）
网　　址　www.fjstp.com
经　　销　福建新华发行（集团）有限责任公司
印　　刷　中华商务联合印刷（广东）有限公司
开　　本　889毫米×1194毫米　1/16
印　　张　4
图　　文　64码
版　　次　2018年4月第1版
印　　次　2018年4月第1次印刷
书　　号　ISBN 978-7-5335-5568-9
定　　价　42.00元

目录
CONTENTS

【本书特色与使用说明】

1. 以最新国家标准《腧穴名称与定位》为依据。
2. 结合 AR 技术展示十四经脉循行和部分穴位的取穴，形象直观。读者通过扫描并关注“健康乐读汇”微信公众号，按提示下载客户端，扫描识别码即可观看。
3. 经络腧穴内容全面，查找方便：先以十四经脉为纲，按经脉展示穴位，随图附穴位主治病症，并以“★”标出本经常用穴；接着再分五大部位分别解析各个穴位定位。从整体到局部帮您梳理相关腧穴知识。
4. 穴位应用不求人：收录 44 种常见病症的超速效对症按摩，简单实用疗效佳。

第一章 十四经穴图解

手太阴肺经 Lung Meridian of Hand-Taiyin, LU.

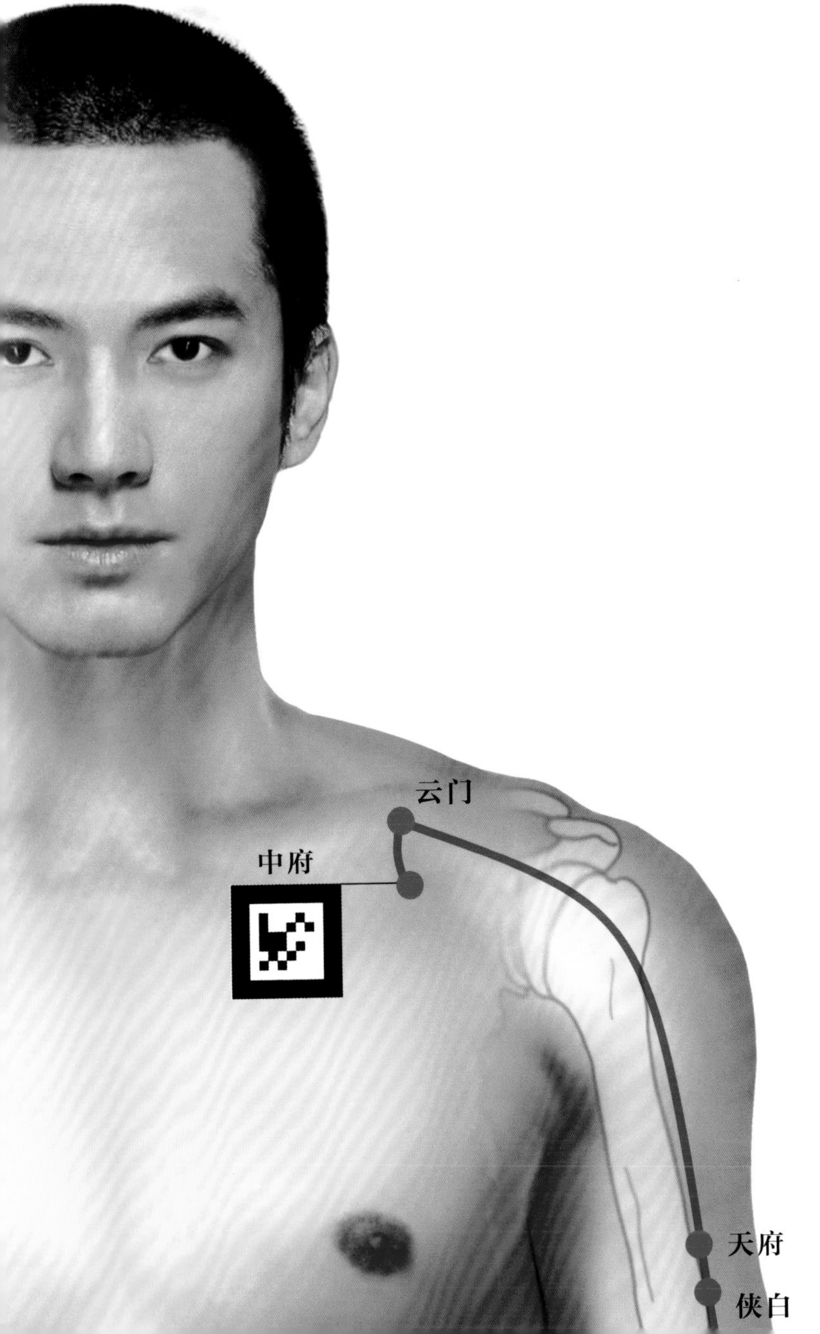

手太阴肺经从胸部走向手指，起于胸部的中府穴，经手臂内侧前缘，止于手拇指的少商穴，每侧 11 穴，共 22 穴。

肺经主治病症：①咳嗽、气急、喘息等呼吸系统疾病。②心烦、胸闷、上臂及前臂内侧疼痛不适等经脉循行部位的疾患。

LU	穴名	主治
★1	中府	咳嗽、气喘、胸痛、肩背痛
2	云门	咳嗽、气喘、胸痛、肩痛
3	天府	鼻出血、咳嗽、气喘、肩及上肢内侧疼痛
4	侠白	咳嗽、气喘、上肢内侧痛
★5	尺泽	咳嗽、气喘、咯血、潮热、胸部胀满、咽喉肿痛、急性腹痛、腹泻、肘臂痛
★6	孔最	咯血、鼻出血、咳嗽、气喘、咽喉肿痛、热病（一切外感引起的热性病如传染病、中暑等）无汗、痔血、肘臂痛
★7	列缺	外感头痛、咳嗽、气喘、咽喉肿痛、口㖞（口歪）、齿痛
8	经渠	咳嗽、气喘、胸痛、咽喉肿痛、手腕痛
9	太渊	感冒、咳嗽、气喘、咽喉肿痛、胸痛、无脉症、腕臂痛

续表

LU	穴名	主治
★ 10	鱼际	咳嗽、哮喘、咯血、咽喉肿痛、失音、发热
★ 11	少商	咽喉肿痛、发热、咳嗽、失音、鼻出血、昏迷、癫狂（指以情绪改变为主要症状的一类疾病）、指肿、麻木

★为本经常用穴

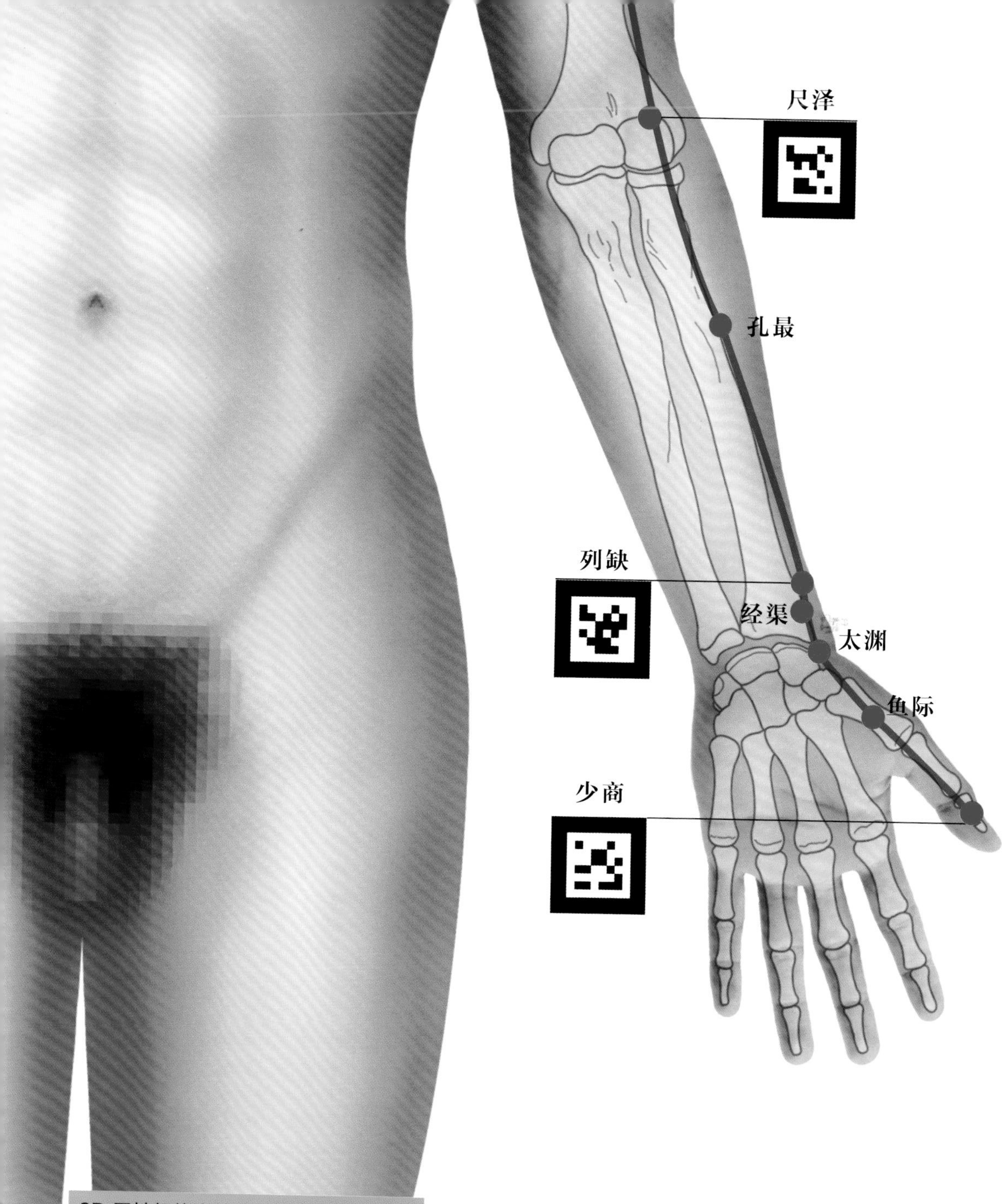

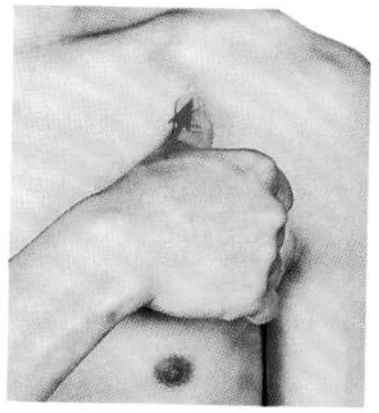

中府

用拇指按压中府穴，停留片刻后放松，反复 5~6 下，力度稍轻。同法按压对侧中府穴。每日 2 次。

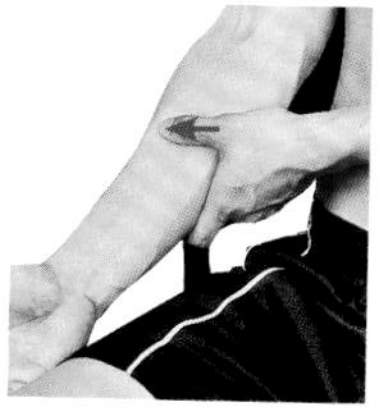

孔最

用拇指稍用力按压孔最穴，停留片刻后放松，反复 5~6 下。同法按压对侧孔最穴。每日 2 次。

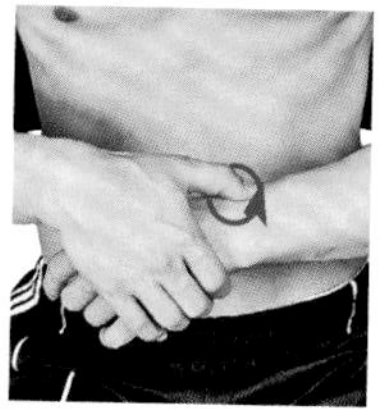

列缺

用拇指指腹按揉列缺穴 2 分钟，力度稍重，至有酸胀感。同法按揉对侧列缺穴。每日 2 次。

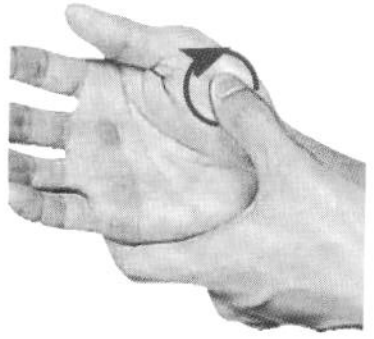

鱼际

用拇指按揉鱼际穴2分钟，力度稍重。同法按揉对侧鱼际穴。每日 2 次。

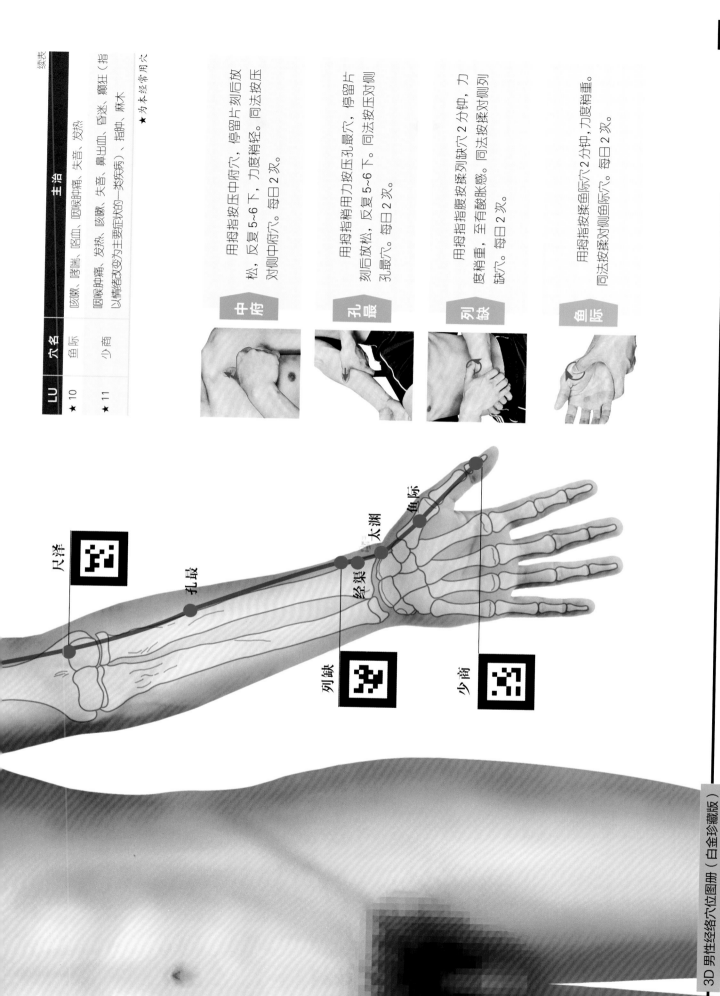

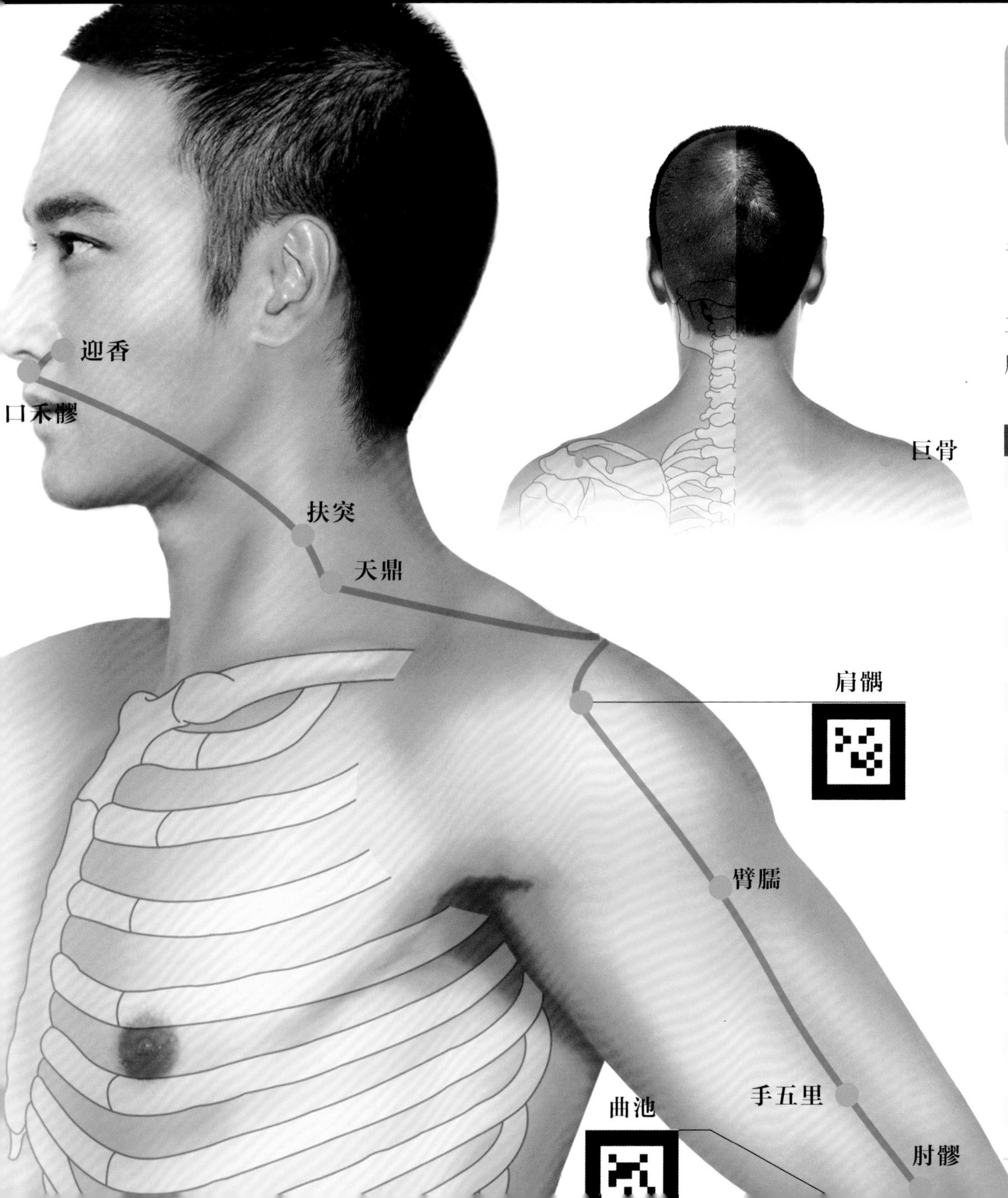

手阳明大肠经 Large Intestine Meridian of Hand-Yangming, LI.

手阳明大肠经起于食指末端的商阳穴，沿手臂外侧经过肩头，止于脸部鼻旁的迎香穴。本经一侧 20 穴，左右两侧共 40 穴。

大肠经主治病症：①目赤、咽喉肿痛、齿痛、口㖞（口歪）、耳鸣、耳聋等头面五官疾患。②中暑、发热等热病。③腹痛、腹泻、便秘等肠胃病。④上臂部疼痛等经脉循行的疾患。

LI	穴名	主治
★1	商阳	咽喉肿痛、齿痛、耳聋、热病、手指麻木
2	二间	咽喉肿痛、齿痛、目痛、鼻出血、热病
3	三间	目痛、咽喉肿痛、齿痛、身热、手背肿痛
★4	合谷	头痛、齿痛、咽喉肿痛、口㖞、突发性耳聋、便秘、上肢疼痛不遂
5	阳溪	头痛、目赤肿痛、齿痛、咽喉肿痛、手腕痛
6	偏历	目赤、耳聋、鼻出血、喉痛、水肿、手臂酸痛
7	温溜	头痛、面肿、咽喉肿痛、腹痛、肩背酸痛
8	下廉	头痛、眩晕、目痛、腹胀、腹痛、肘臂痛
9	上廉	手臂麻木、肩臂酸痛、半身不遂、腹痛肠鸣
★10	手三里	肩臂麻痛、上肢不遂、腹痛、腹泻、齿痛颊肿
★11	曲池	热病、咽喉肿痛、齿痛、目赤痛、头痛、眩晕、癫狂、肘臂疼痛、腹痛、青春痘（痤疮）
12	肘髎	肘臂酸痛、麻木、挛急
13	手五里	肘臂挛痛
14	臂臑	肩臂痛
★15	肩髃	上肢不遂、肩周炎
16	巨骨	肩臂挛痛不遂
17	天鼎	咽喉肿痛、失音
18	扶突	咽喉肿痛、失音、咳嗽气喘
19	口禾髎	鼻塞、鼻出血、口㖞
★20	迎香	鼻炎、口㖞、胆道蛔虫病

★为本经常用穴

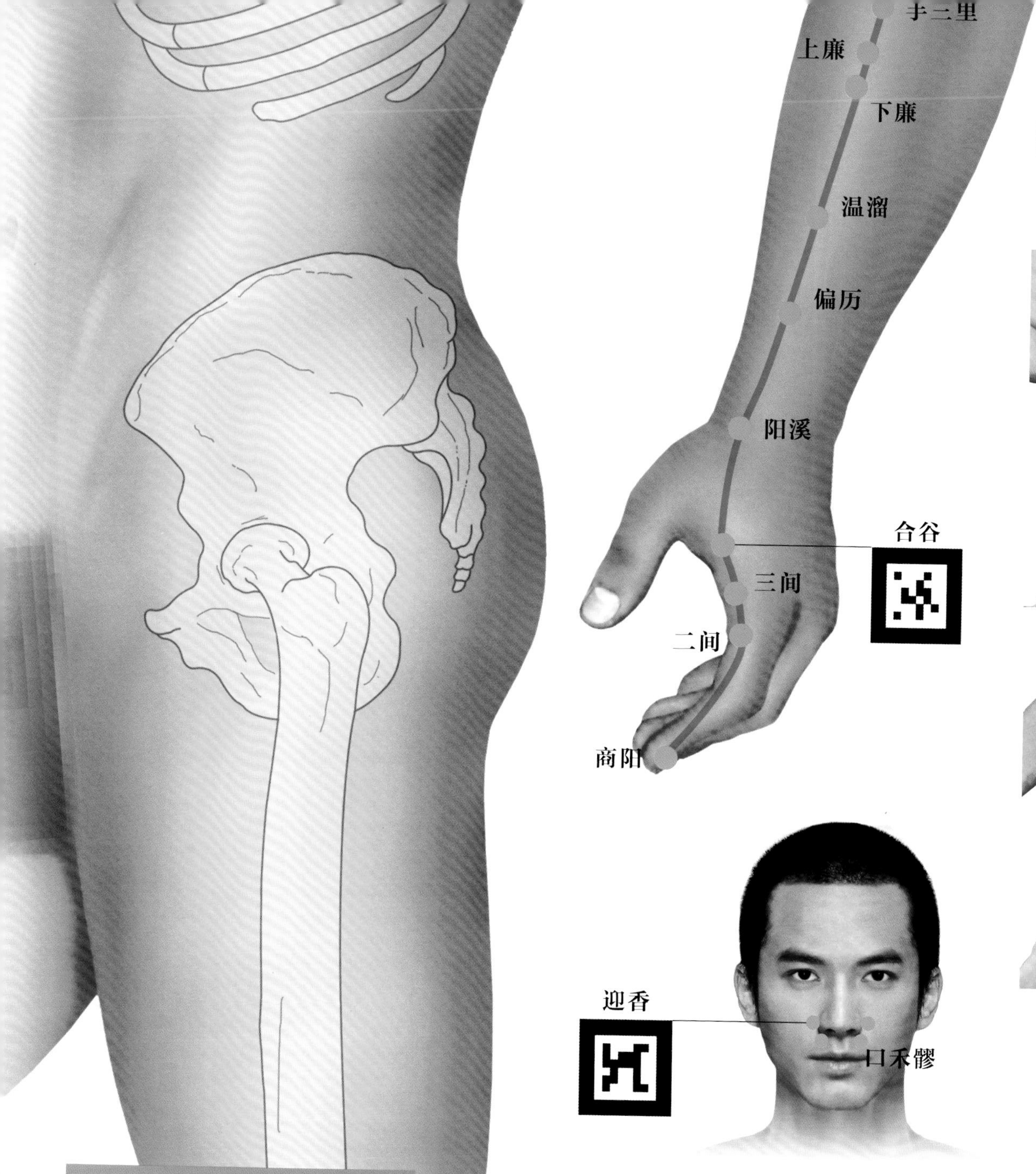

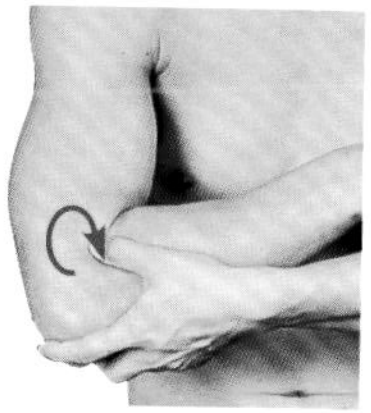

曲池

用拇指按揉曲池穴 2 分钟，力度稍重。同法按揉对侧曲池穴。

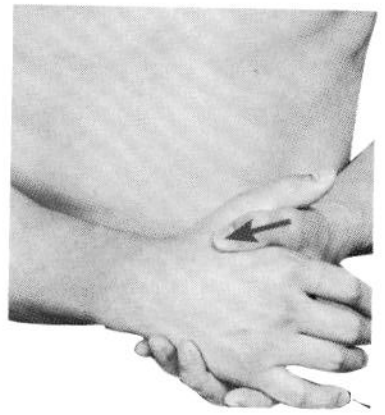

合谷

用拇指用力按压合谷穴，停留片刻后放松，反复 5~6 下。同法按压对侧合谷穴。

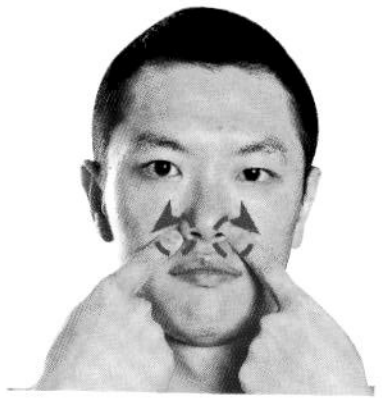

迎香

用两手食指按揉两侧迎香穴 2 分钟，力度稍重。

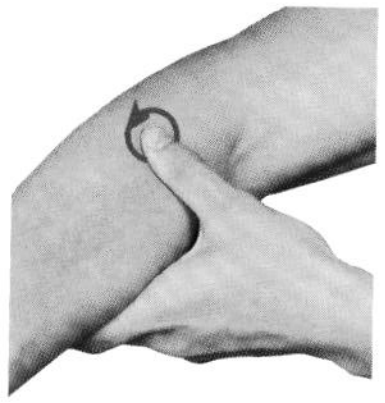

手三里

用拇指按揉手三里穴 2 分钟，力度稍重。同法按揉对侧手三里穴。

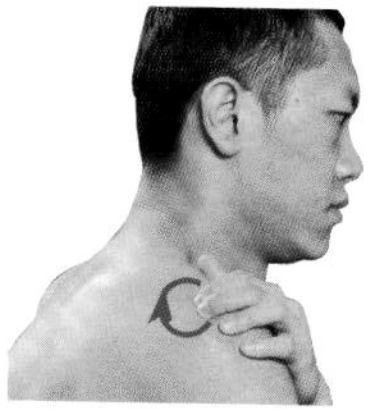

肩髃

用拇指按揉肩髃穴 2 分钟，力度稍重。同法按揉对侧肩髃穴。

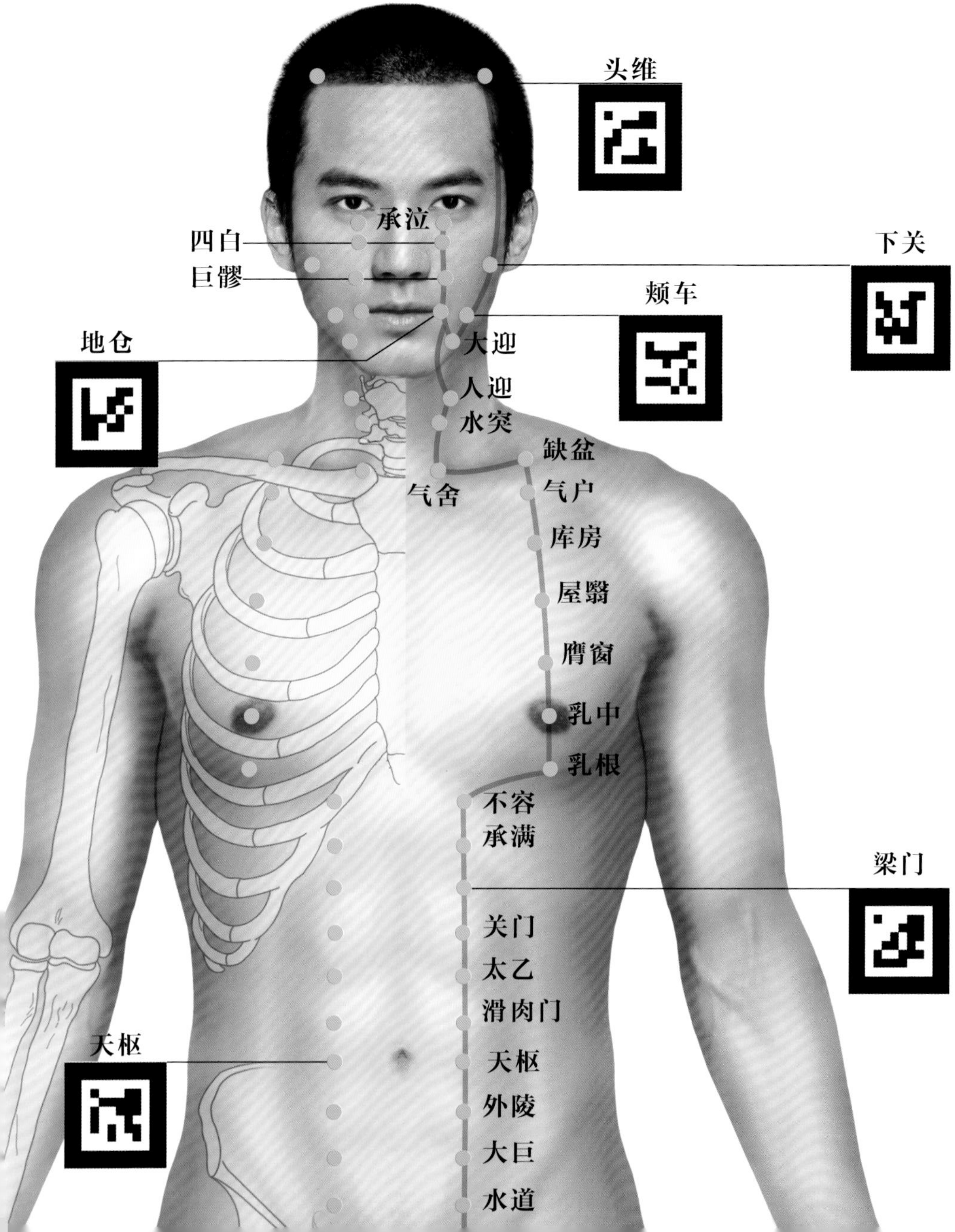

足阳明胃经 Stomach Meridian of Foot-Yangming, ST.

足阳明胃经起于头部，往下经过胸部、腹部、下肢外侧前缘达到足背。本经一侧 45 穴，左右两侧共 90 穴。

胃经主治病症：①呕吐、腹胀、腹痛、水肿、食欲不振等肠胃疾病。②目赤、咽喉肿痛、齿痛、口歪、耳鸣、耳聋等头面五官疾患。③昏厥（昏迷）、癫狂、中风等神经精神系统疾病。④咳嗽、气喘、膝关节肿痛等经脉循行部位的疾患。⑤部分腧穴有强身健体的作用，常用于日常保健。

ST	穴名	主治
1	承泣	目赤肿痛、流泪、近视、眼睑抽动、面瘫、面肌痉挛
2	四白	目赤肿痛、眼睑瞤动（跳动）、近视、面瘫、胆道蛔虫病、头痛、眩晕
3	巨髎	面痛、齿痛、眼睑瞤动、面瘫
★ 4	地仓	面瘫、面肌痉挛、眼睑瞤动
5	大迎	颊肿、齿痛、面瘫、口噤
★ 6	颊车	面瘫、颊肿、齿痛、口噤不语、颞下颌关节炎
★ 7	下关	耳鸣、耳聋、齿痛、面瘫、颞下颌关节炎
★ 8	头维	头痛、眩晕、目痛、眼睑瞤动、老年痴呆（现代医学称“阿尔茨海默病”）
9	人迎	咽喉肿痛、胸满喘息、头痛、眩晕、高血压、低血压
10	水突	咳嗽、气喘、咽喉肿痛
11	气舍	咳嗽、气喘、呃逆（胃气冲逆而上、呃呃有声）、咽喉肿痛、颈项强痛（僵硬疼痛）
12	缺盆	咳嗽、气喘、咽喉肿痛、颈肿
13	气户	咳嗽、气喘、呃逆、胸胁胀满
14	库房	咳嗽、气喘、呃逆、胸胁胀满
15	屋翳	咳嗽、气喘、呃逆、胸胁胀满
16	膺窗	咳嗽、气喘、呃逆、胸胁胀满
17	乳中	只作为定位标志，不宜施针法、灸法
18	乳根	咳嗽、气喘、胸闷、胸痛

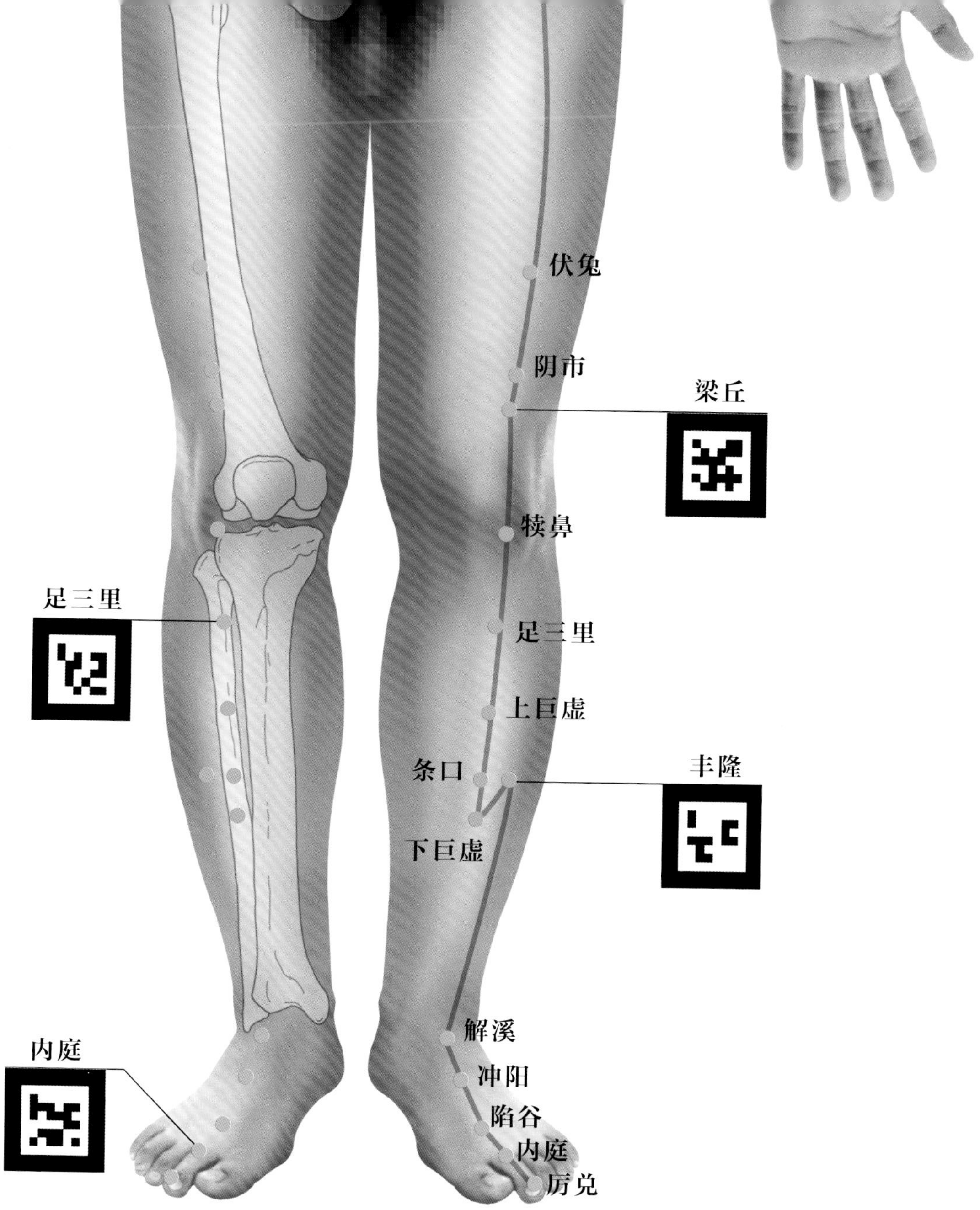

续表

ST	穴名	主治
19	不容	呕吐、胃痛、腹胀、食欲不振
20	承满	呕吐、胃痛、腹胀、食欲不振、吐血
21	梁门	胃痛、呕吐、腹胀、食欲不振、泄泻
22	关门	腹痛、腹胀、肠鸣、泄泻、水肿
23	太乙	胃痛、癫狂、心烦
24	滑肉门	胃痛、呕吐、癫狂
★ 25	天枢	腹胀肠鸣、绕脐腹痛、便秘、泄泻、肥胖症
26	外陵	腹痛、疝气
27	大巨	小腹胀、小便不利、疝气、遗精、早泄
28	水道	水肿、小便不利、小腹胀满、疝气
29	归来	腹痛、疝气
30	气冲	腹痛、阳痿、疝气
31	髀关	下肢痿痹（无力、麻木、疼痛、活动不利）、腰膝冷痛、腹痛
32	伏兔	下肢痿痹、腰膝冷痛、疝气、股外侧皮神经炎
33	阴市	腹胀、腹痛、腿膝冷痛及屈伸不利
★ 34	梁丘	急性胃痛、膝关节肿痛、下肢不遂
★ 35	犊鼻	膝肿痛
★ 36	足三里	胃痛、呕吐、呃逆、腹胀腹痛、肠鸣、消化不良、泄泻、便秘、胃下垂、体虚、咳嗽气喘、心悸气短、头晕、失眠、癫狂、膝痛、下肢痿痹、水肿
37	上巨虚	腹胀、腹痛、泄泻、便秘、下肢痿痹
★ 38	条口	下肢痿痹、下肢浮肿、肩臂痛
39	下巨虚	小腹痛、泄泻、下肢痿痹
★ 40	丰隆	咳嗽、气喘、哮喘、头痛、眩晕、癫狂、下肢痿痹
41	解溪	头痛、眩晕、癫狂、腹胀、便秘、下肢痿痹、足踝肿痛
42	冲阳	胃痛、腹胀、面瘫、足背肿痛无力
43	陷谷	目赤肿痛、面部浮肿、足背肿痛
★ 44	内庭	齿痛、咽喉肿痛、面瘫、热病、腹痛、腹胀、便秘、足背肿痛
45	厉兑	齿痛、咽喉肿痛、面瘫、热病、癫狂、鼻出血、足背肿痛

★为本经常用穴

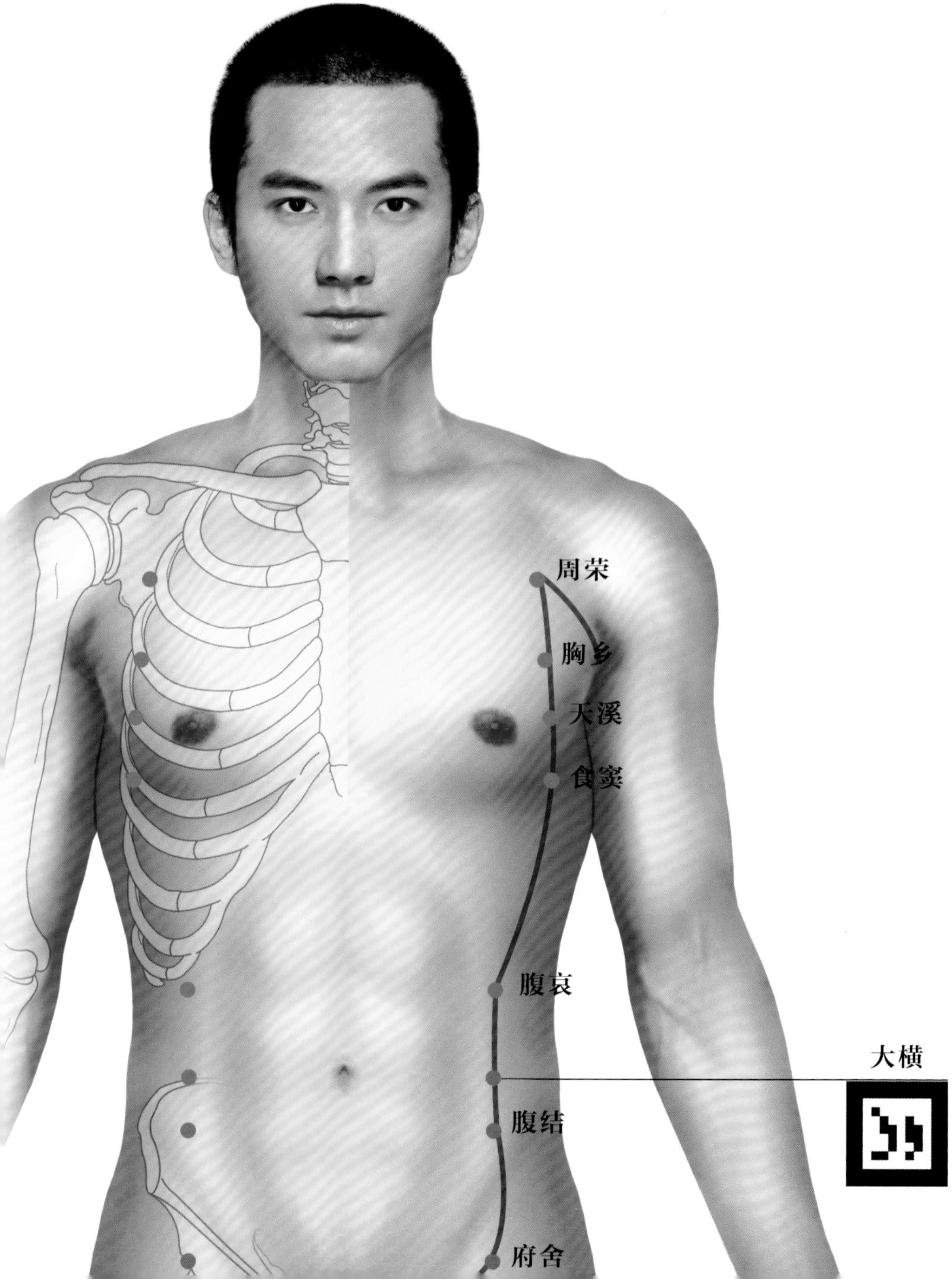

足太阴脾经 Spleen Meridian of Foot -Taiyin, SP.

足太阴脾经起于足拇趾内侧隐白穴，经过腿部内侧，止于胸部的大包穴。本经一侧 21 穴，左右两侧共 42 穴。

脾经主治病症：①腹胀、腹痛、泄泻、便秘等消化系统疾病。②咳喘、胸胁胀痛、腰腿痛等经脉循行部位的疾患。

SP	穴名	主治
1	隐白	尿血、便血、腹胀、多梦
2	大都	腹胀、胃痛、泄泻、便秘、热病无汗
3	太白	胃痛、腹胀、腹痛、泄泻、便秘、纳呆（食欲不振）、足趾关节痛
★ 4	公孙	胃痛、呕吐、腹胀、腹痛、泄泻、便秘、心痛、胸闷
5	商丘	腹胀、泄泻、便秘、足踝肿痛、舌强肿痛（舌头僵硬疼痛）
★ 6	三阴交	疝气、小便不利、遗尿、水肿、腹胀、泄泻、便秘、失眠、眩晕、下肢痿痹
7	漏谷	腹胀、肠鸣、小便不利、遗精、下肢痿痹
★ 8	地机	腹胀痛、泄泻、水肿、小便不利、遗精、腰痛、下肢痿痹
★ 9	阴陵泉	腹胀、水肿、黄疸、泄泻、小便不利或失禁、遗精、膝痛
★ 10	血海	湿疹、荨麻疹
11	箕门	小便不通、遗尿、腹股沟肿痛
12	冲门	腹痛、崩漏、疝气
13	府舍	腹痛、积聚（腹内结块或胀或痛）、疝气
14	腹结	腹痛、便秘、泄泻、疝气

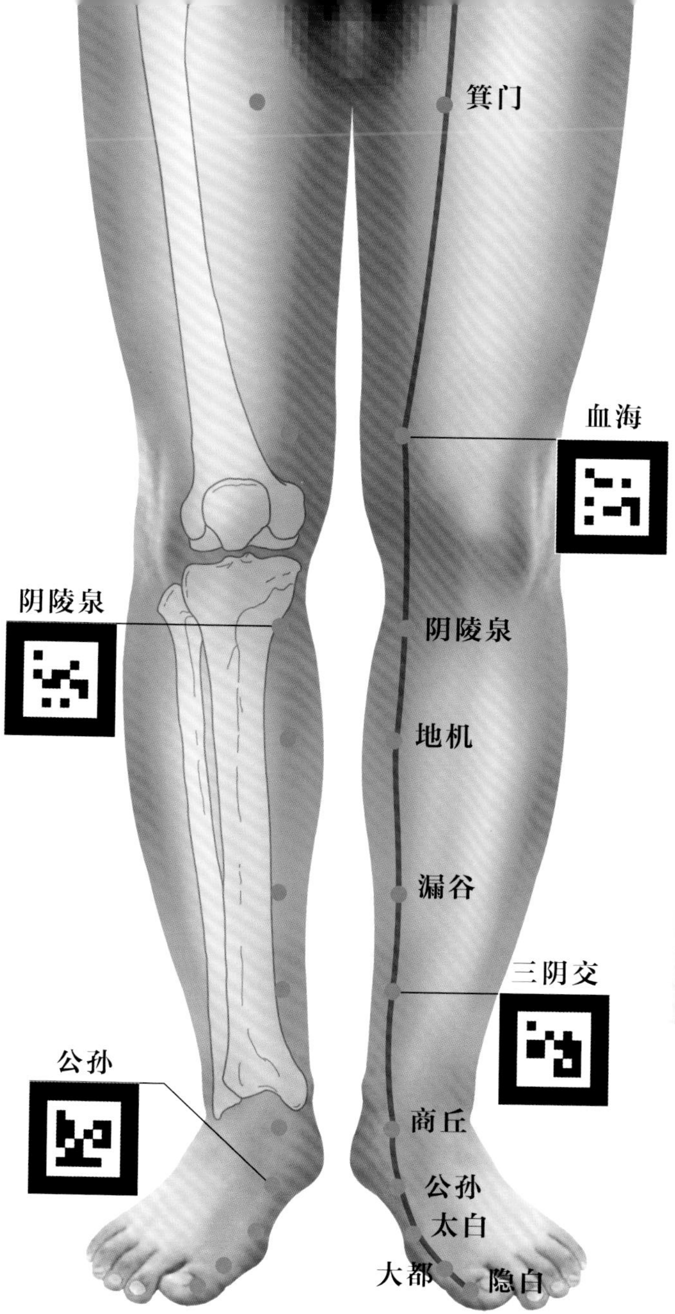

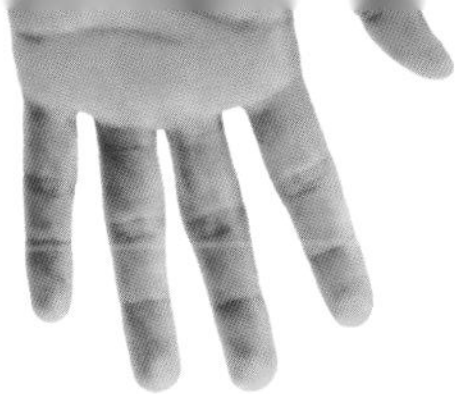

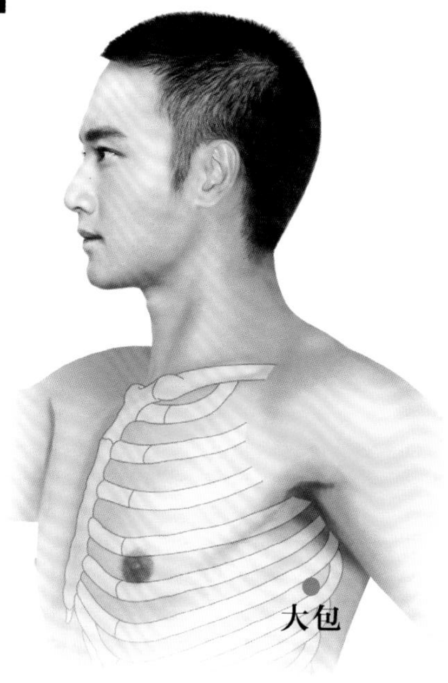

SP	穴名	主治
15	大横	腹痛、便秘、泄泻
16	腹哀	腹痛、便秘、泄泻、消化不良
17	食窦	腹胀、食入即吐、水肿、胸胁胀痛
18	天溪	胸胁胀痛、咳嗽
19	胸乡	胸胁胀痛
20	周荣	咳喘、不思饮食、胸胁胀满疼痛
21	大包	咳喘、胸胁胀痛、全身疼痛、四肢无力

★为本经常用穴

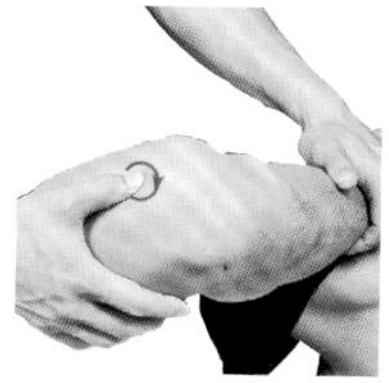

血海

用拇指按揉血海穴 2 分钟，力度稍重。同法按揉对侧血海穴。

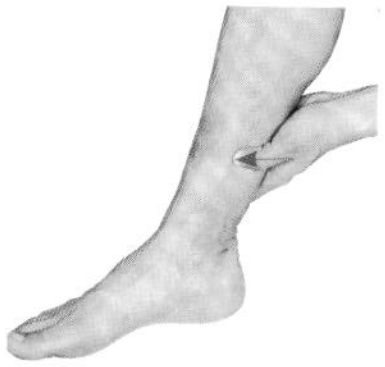

三阴交

用拇指用力按压三阴交穴，停留片刻后放松，反复 5~6 下。同法按压对侧三阴交穴。

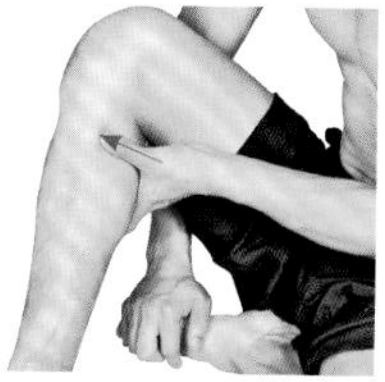

阴陵泉

用拇指按压阴陵泉穴，停留片刻后放松，反复 5~6 下。同法按压对侧阴陵泉穴，每次 2 分钟。

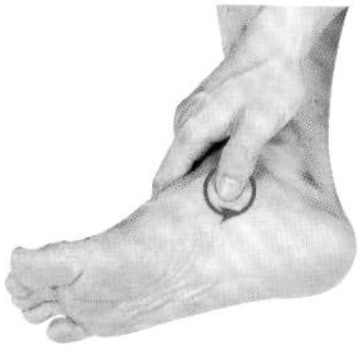

公孙

用拇指按揉公孙穴 2 分钟，力度稍重。同法按揉对侧公孙穴。每日 2 次。

手少阴心经 Heart Meridian of Hand-Shaoyin, HT.

手少阴心经起于腋窝中央的极泉穴，沿手臂内侧走到手小指内侧的少冲穴。本经一侧9穴，左右两侧共18穴，1穴分布在腋窝部，8穴分布在上肢掌侧面的尺侧。

心经主治病症：①心烦、胸闷、心悸、心痛等心胸疾病。②前臂痛、肘部痛等经脉循行部位的疾患。

HT	穴名	主治
1	极泉	心痛、心悸、胁肋疼痛、肩臂疼痛、上肢不遂
2	青灵	头痛、胁痛、肩臂疼痛
3	少海	心痛、肘臂挛痛麻木、胸胁痛
4	灵道	心痛、心悸、暴喑（突然失音）、肘臂挛痛、手指麻木
★5	通里	暴喑、舌强不语、心悸怔忡、腕臂痛
6	阴郄	心痛、惊悸、暴喑
★7	神门	失眠、健忘、痴呆、心痛、心悸
★8	少府	心悸、胸痛、小便不利、遗尿、小指挛痛
9	少冲	心悸、心痛、癫狂、昏迷、热病、胸胁痛

★为本经常用穴

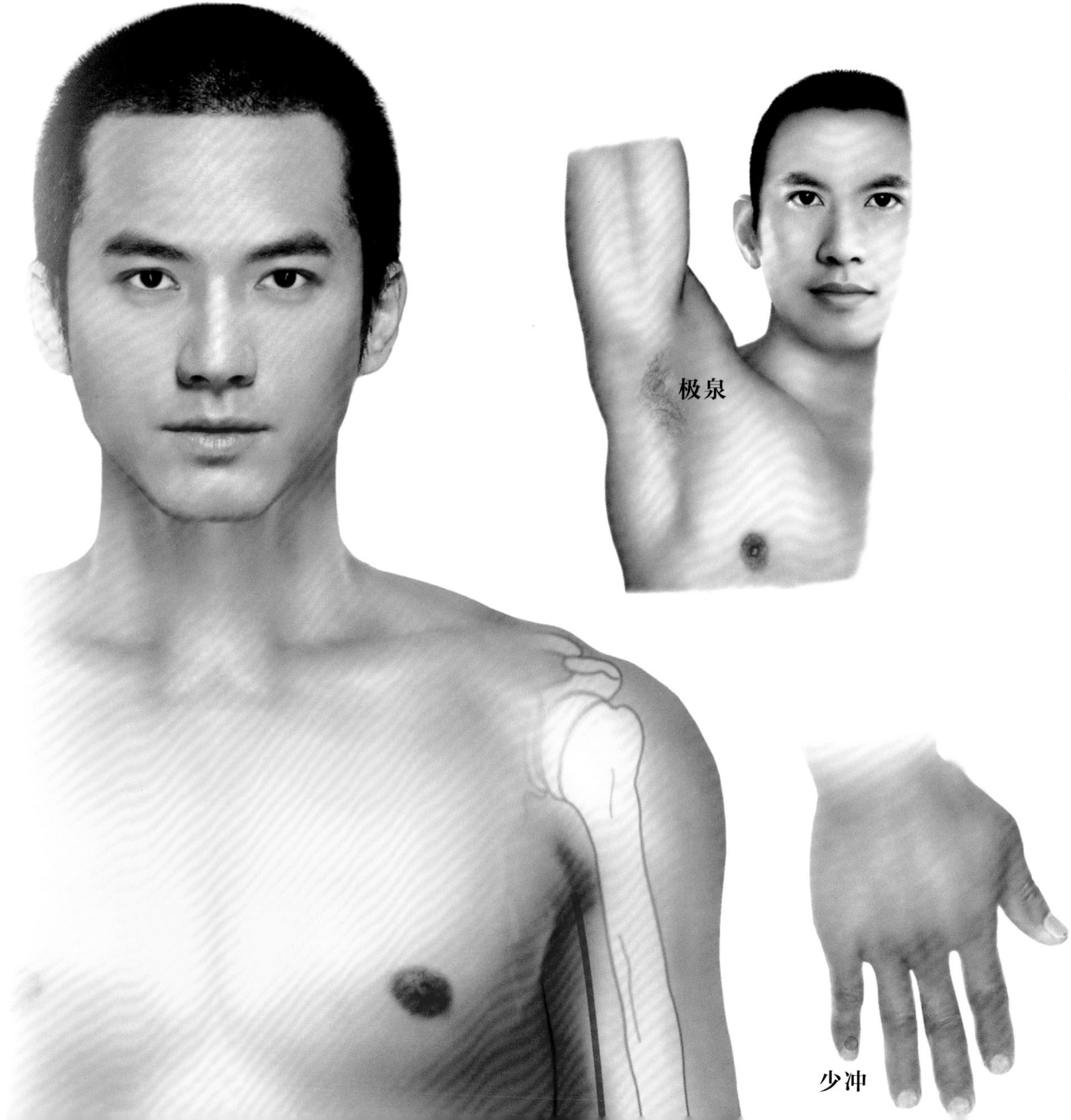

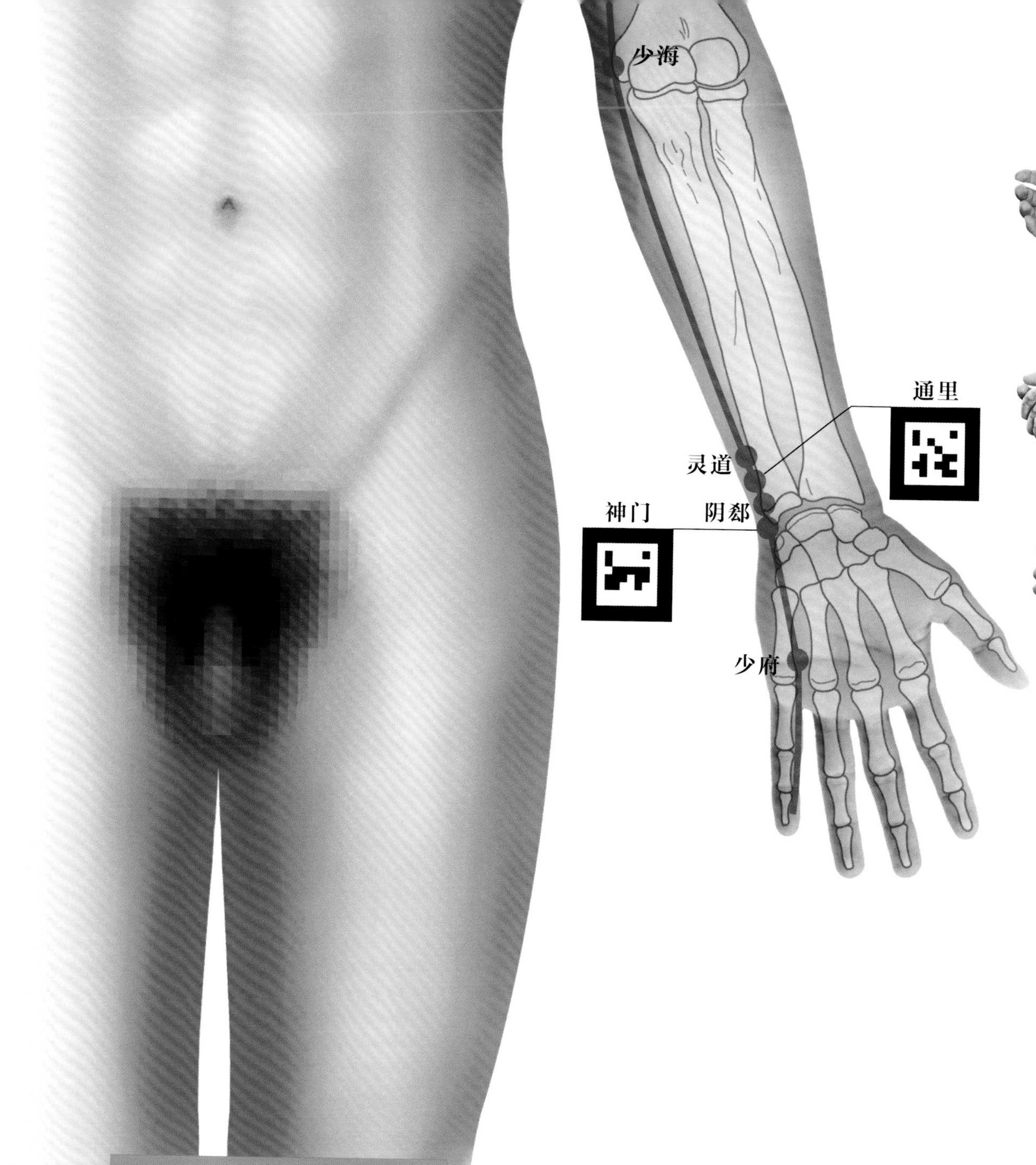

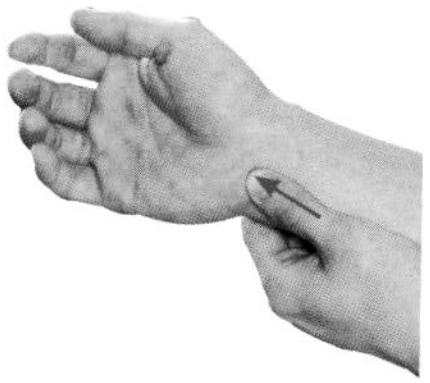

神门

用拇指稍用力按压神门穴，停留片刻后放松，反复 5 ~ 6 下。同法按压对侧神门穴。每日 2 次。

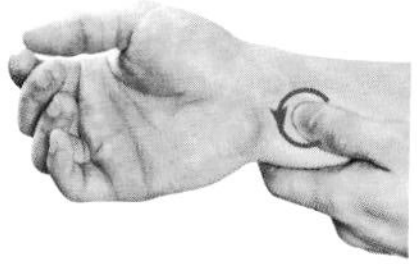

通里

用拇指按揉通里穴 2 分钟，力度适中。同法按揉对侧通里穴。每日 2 次。

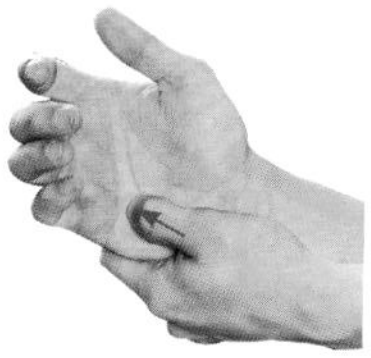

少府

用拇指稍用力按压少府穴，停留片刻后放松，反复 5~6 下。同法按压对侧少府穴。每日 2 次。

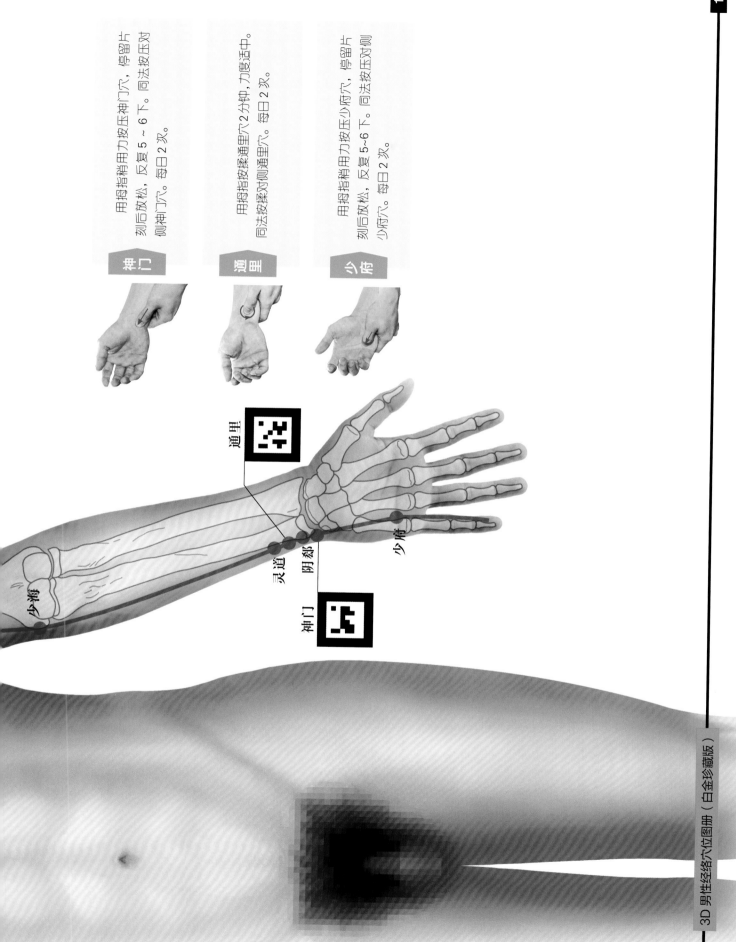

手太阳小肠经 Small Intestine Meridian of Hand-Taiyang, SI.

手太阳小肠经起于手小指少泽穴，从手臂外侧到颈部，止于耳朵的听宫穴。本经一侧 19 穴，左右两侧共 38 穴。

小肠经主治病症：①头痛、目翳（眼内生遮蔽视线的目障）、咽喉肿痛、耳鸣、耳聋、口㖞等头面五官疾病。②热病以及癫狂等精神疾病。③腕臂痛、头项强痛、腰背痛等经脉循行部位的疾患。

SI	穴名	主治
1	少泽	头痛、昏迷、热病、咽喉肿痛、耳聋耳鸣
2	前谷	头痛、耳鸣、咽喉肿痛、热病
★3	后溪	头项强痛、眩晕、腰背痛、耳聋、咽喉肿痛、急性腰扭伤、手指及肘臂挛痛
4	腕骨	头项强痛、耳鸣、热病、指挛腕痛
5	阳谷	头痛、目眩、耳鸣、耳聋、热病、癫狂、腕臂痛
6	养老	头痛、面痛、急性腰痛、项强（颈项僵硬疼痛）、肘腕部痛
7	支正	头痛、目眩、热病、癫狂、项强、肘臂疼痛
8	小海	肘臂疼痛、癫狂
9	肩贞	肩背疼痛、手臂麻痛
10	臑俞	肩臂疼痛
★11	天宗	肩胛疼痛、气喘
12	秉风	颈项及肩胛疼痛、手臂酸麻
13	曲垣	肩胛背项疼痛
14	肩外俞	肩背疼痛、颈项强急
15	肩中俞	肩背疼痛、咳嗽、气喘、目视不明

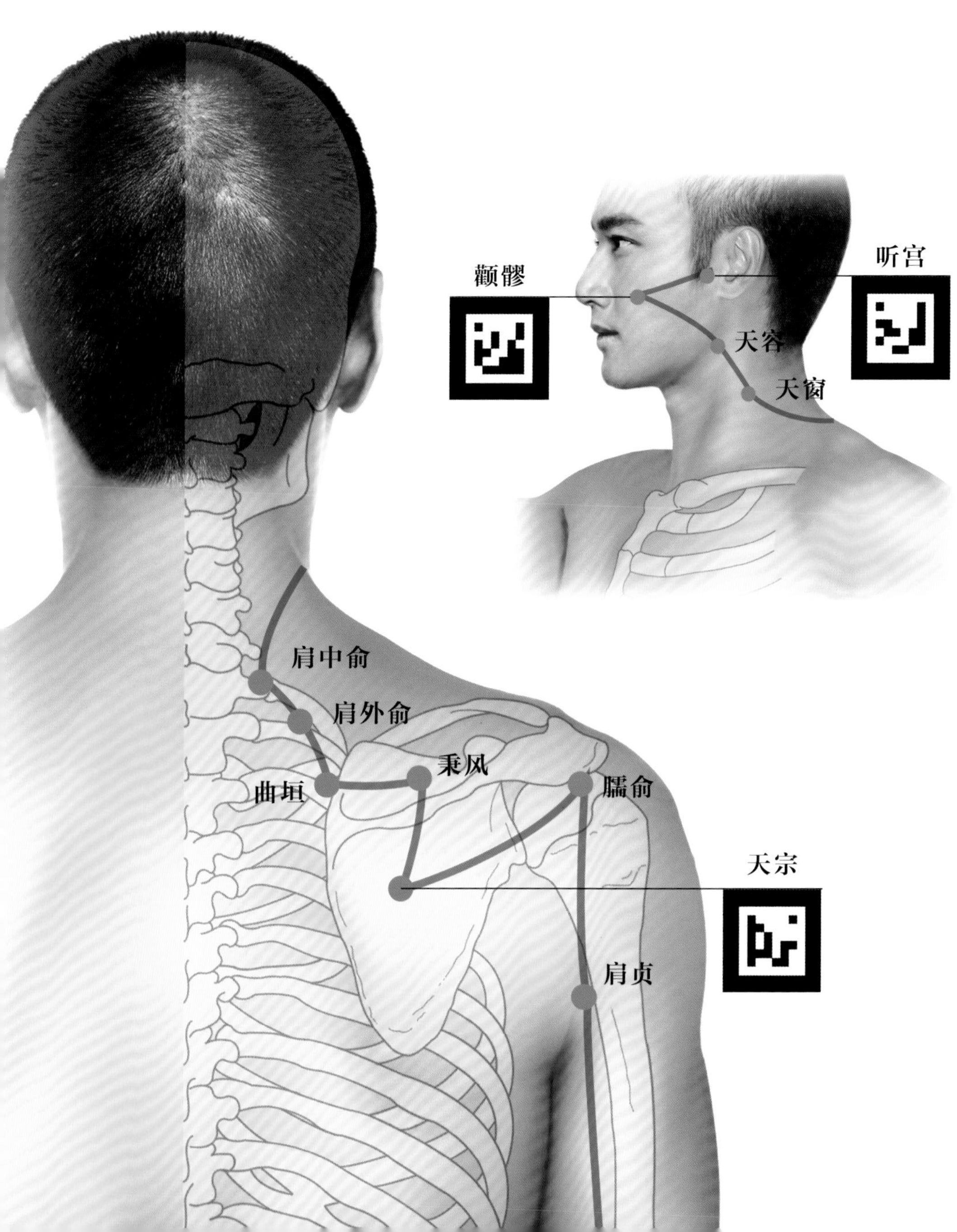

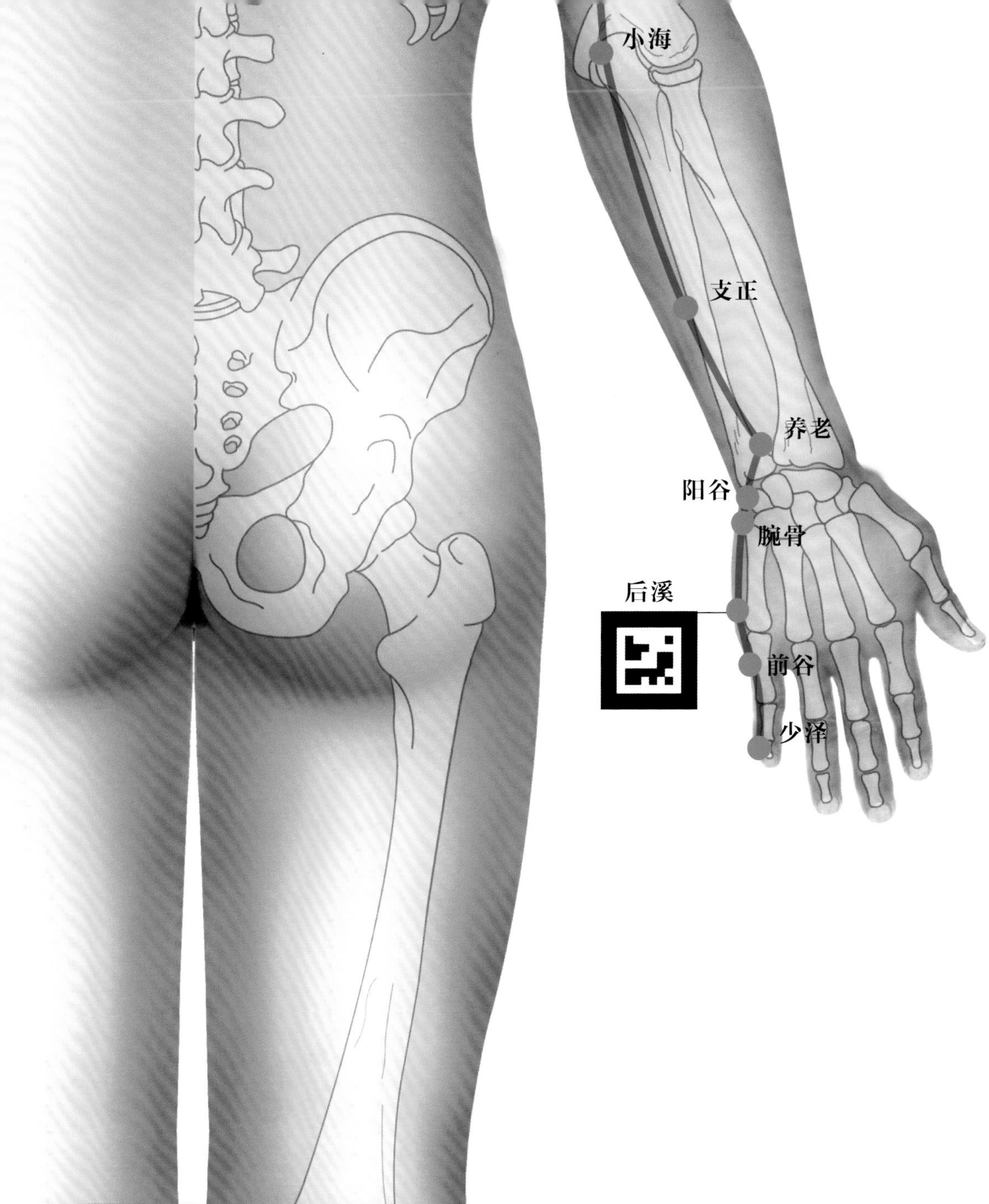

续表

SI	穴名	主治
16	天窗	咽喉肿痛、暴喑、耳鸣、耳聋、颈项强痛
17	天容	咽喉肿痛、暴喑、耳鸣、耳聋、颈项强痛
★ 18	颧髎	口㖞、眼睑瞤动、齿痛、颊肿
★ 19	听宫	耳鸣、耳聋、癫狂

★为本经常用穴

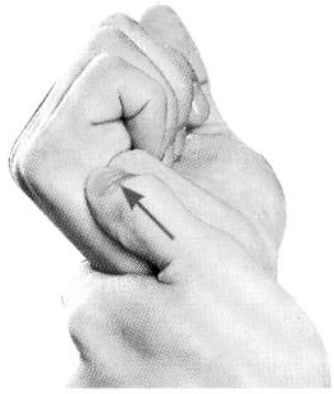

后溪

用拇指稍用力按压后溪穴，停留片刻后放松，反复 5~6 下。同法按压对侧后溪穴。每日 2 次。

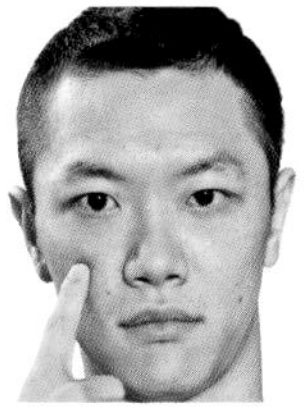

颧髎

用食指稍用力按压颧髎穴，停留片刻后放松，反复 5~6 下。同法按压对侧颧髎穴。每日 2 次。

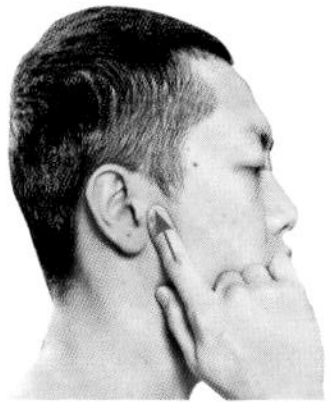

听宫

用中指稍用力按压听宫穴，停留片刻后放松，反复 5~6 下。同法按揉对侧听宫穴。每日 2 次。

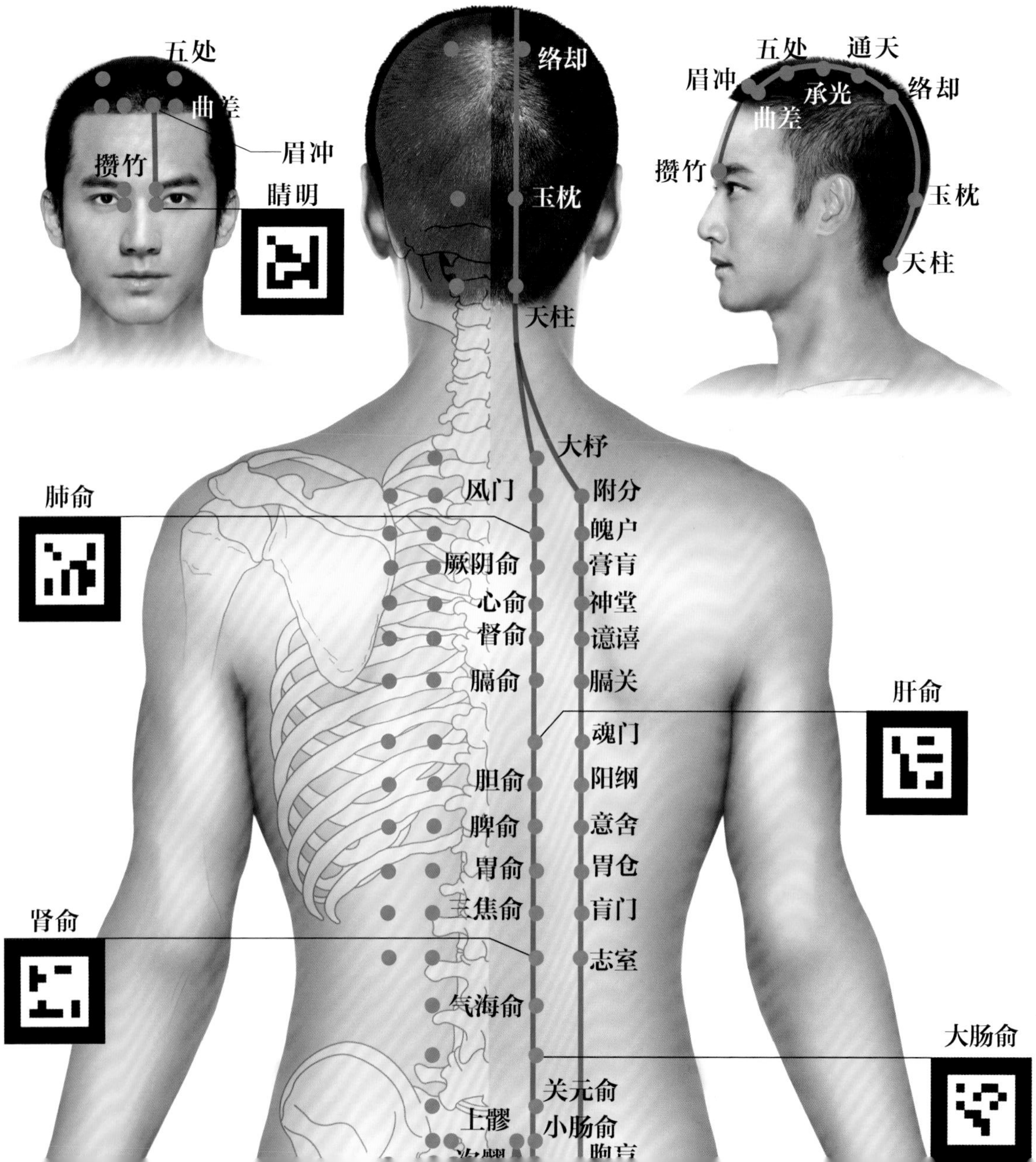

足太阳膀胱经 Bladder Meridian of Foot-Taiyang, BL.

足太阳膀胱经起于眼睛内侧的睛明穴，经头顶、颈椎至脚小趾外侧的至阴穴。本经一侧 67 穴，左右两侧共 134 穴。

膀胱经主治病症：①头痛，口、眼睑瞤动，眉棱骨痛等头面五官疾病。②癫痫、失眠等神经精神系统疾病。③颈、背、腰、下肢疾患。④位于背部两条侧线的背俞穴主治其相应的脏腑疾患和有关的组织器官病症。⑤部分腧穴有强身健体作用，可用于日常保健。

BL	穴名	主治
★ 1	睛明	近视、目赤肿痛、目视不明、夜盲、目翳、急性腰痛
★ 2	攒竹	头痛、面瘫、腰痛、目视不明、眼睑瞤动、眼睑下垂、眉棱骨痛
3	眉冲	头痛、眩晕、鼻塞、癫痫
4	曲差	头痛、目视不明、鼻塞
5	五处	头痛、目眩、目视不明、癫痫
6	承光	头痛、眩晕、目视不明、鼻塞、癫痫
7	通天	鼻塞、鼻炎、头痛、眩晕
8	络却	头痛、耳鸣、鼻塞、目视不明、癫狂
9	玉枕	头项痛、目视不明
★ 10	天柱	头痛、眩晕、项强、肩背痛、目视不明、鼻塞
11	大杼	咳嗽、发热、头痛、肩背痛
12	风门	咳嗽、发热、头痛、胸背痛
★ 13	肺俞	咳嗽、气喘、鼻塞、盗汗、皮肤瘙痒、荨麻疹
14	厥阴俞	心痛、心悸、咳嗽、胸闷、呕吐
15	心俞	心痛、心悸、心烦、失眠、健忘、咳嗽、吐血
16	督俞	心痛、胸闷、气喘、胃痛、腹痛、腹胀

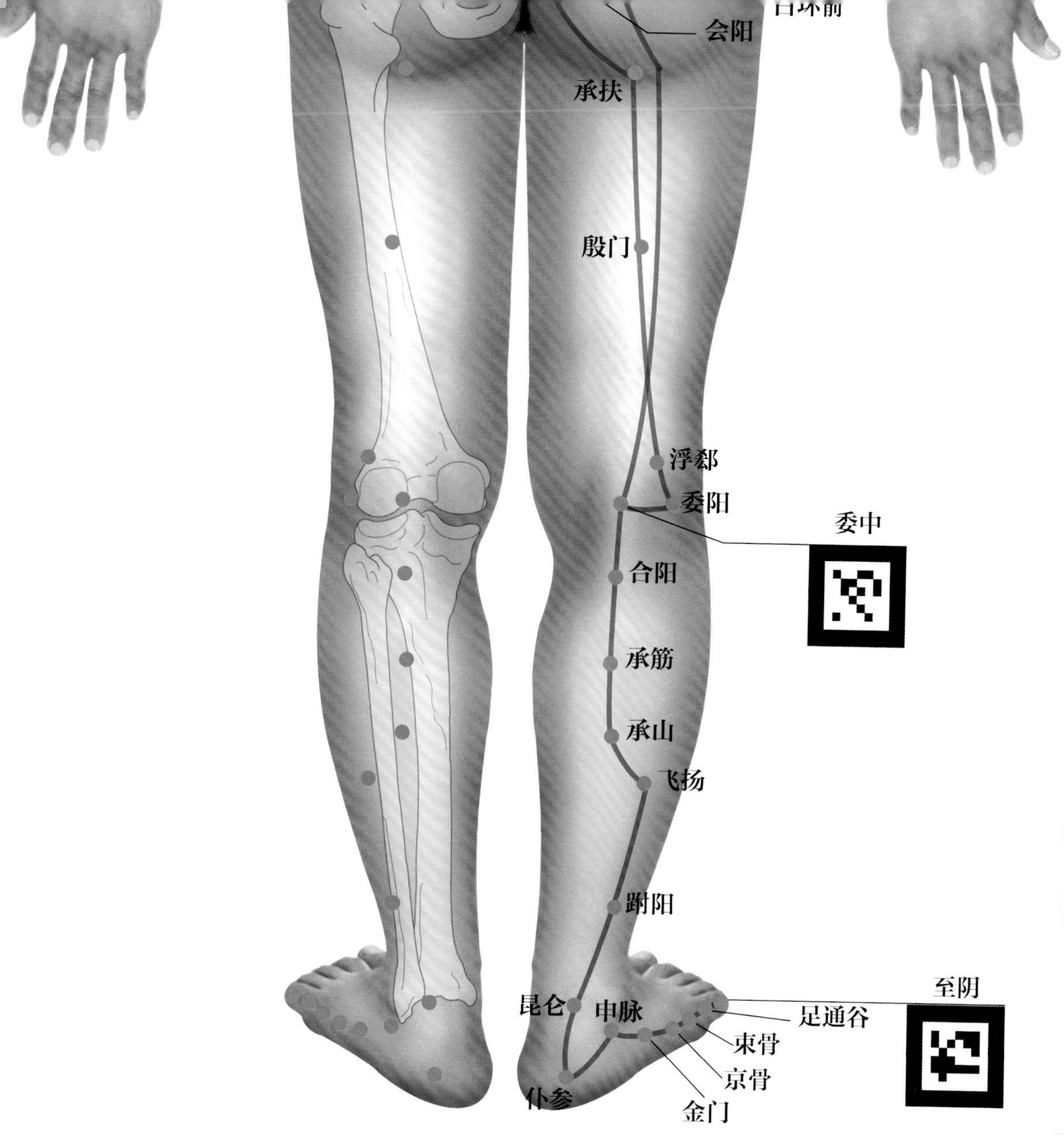

续表

BL	穴名	主治
★17	膈俞	胃脘痛、呕吐、饮食不下、呃逆、咳嗽、气喘、荨麻疹
★18	肝俞	黄疸、胁痛、目视不明、夜盲、吐血、眩晕、呃逆、癫狂
19	胆俞	黄疸、口苦、呕吐、肺痨（肺结核）、潮热
20	脾俞	腹胀、呕吐、泄泻、便血、消化不良、水肿、黄疸、背痛
★21	胃俞	胃脘痛、腹胀、呕吐、胸胁痛
22	三焦俞	水肿、小便不利、腹胀、肠鸣、泄泻、腰背强痛
★23	肾俞	遗精、阳痿、遗尿、小便不利、水肿、耳鸣、耳聋、气喘、腰痛
24	气海俞	腰痛、腹胀肠鸣、胃下垂
★25	大肠俞	腰痛、腹胀、泄泻、便秘
26	关元俞	腹胀、泄泻、小便频数或不利、遗尿、腰痛
27	小肠俞	遗精、遗尿、尿血、腹痛、泄泻、腰痛
28	膀胱俞	小便不利、尿频、遗尿、遗精、泄泻、便秘、腰脊强痛
29	中膂俞	疝气、腰脊强痛
30	白环俞	遗精、遗尿、腰骶疼痛
31	上髎	遗精、阳痿、大小便不利、腰脊痛
★32	次髎	遗精、阳痿、小便不利、腰脊痛、下肢痿痹
33	中髎	小便不利、便秘、泄泻、腰痛
34	下髎	小腹痛、腰骶痛、小便不利、便秘
35	会阳	泄泻、阳痿
36	承扶	腰腿痛、下肢痿痹
37	殷门	腰腿痛、下肢痿痹
38	浮郄	膝腘痛麻挛急、便秘

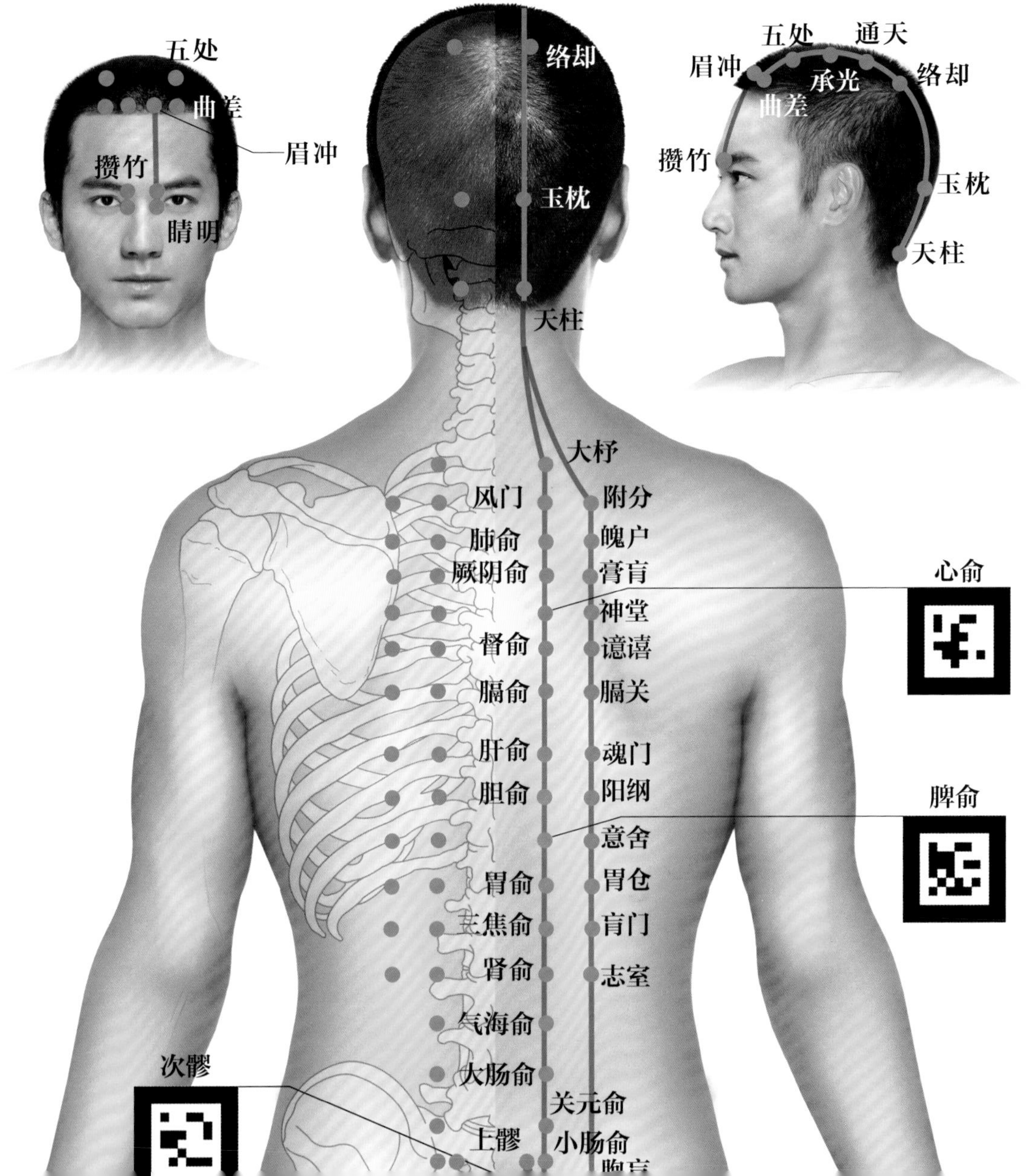

续表

BL	穴名	主治
39	委阳	腹痛、水肿、小便不利、腰脊强痛、下肢挛痛
★ 40	委中	腰痛、下肢痿痹、腹痛、吐泻、小便不利、遗尿、荨麻疹、皮肤瘙痒
41	附分	颈项强痛、肩背挛急、肘臂麻木
42	魄户	咳嗽、气喘、肺痨、肩背痛、项强
43	膏肓	咳嗽、气喘、肺痨、健忘、遗精、虚劳（脏腑气血虚损所致的病症）
44	神堂	心痛、心悸、咳嗽、气喘、胸闷、背痛
45	譩譆	咳嗽、气喘、热病、肩背痛
46	膈关	呕吐、呃逆、嗳气、消化不良、肩背痛
47	魂门	胸胁痛、呕吐、泄泻、黄疸、背痛
48	阳纲	肠鸣、泄泻、腹痛、黄疸、消渴（糖尿病）
49	意舍	腹胀、肠鸣、泄泻、呕吐
50	胃仓	胃脘痛、腹胀、水肿
51	肓门	腹痛、痞块（腹腔内结块）、便秘
52	志室	遗精、阳痿、遗尿、小便不利、水肿、腰脊强痛
53	胞肓	肠鸣、腹胀、便秘、小便不利、腰脊痛
★ 54	秩边	腰腿痛、下肢痿痹、便秘、小便不利、遗精、阳痿
55	合阳	腰腿痛、下肢痿痹、崩漏
56	承筋	腰腿拘急疼痛
★ 57	承山	腰腿拘急疼痛、便秘
58	飞扬	头痛、目眩、鼻塞、鼻出血、腰背痛、腿软无力
59	跗阳	头痛、腰腿痛、下肢痿痹、外踝肿痛
★ 60	昆仑	头痛、项强、目眩、鼻塞、腰痛、足跟痛

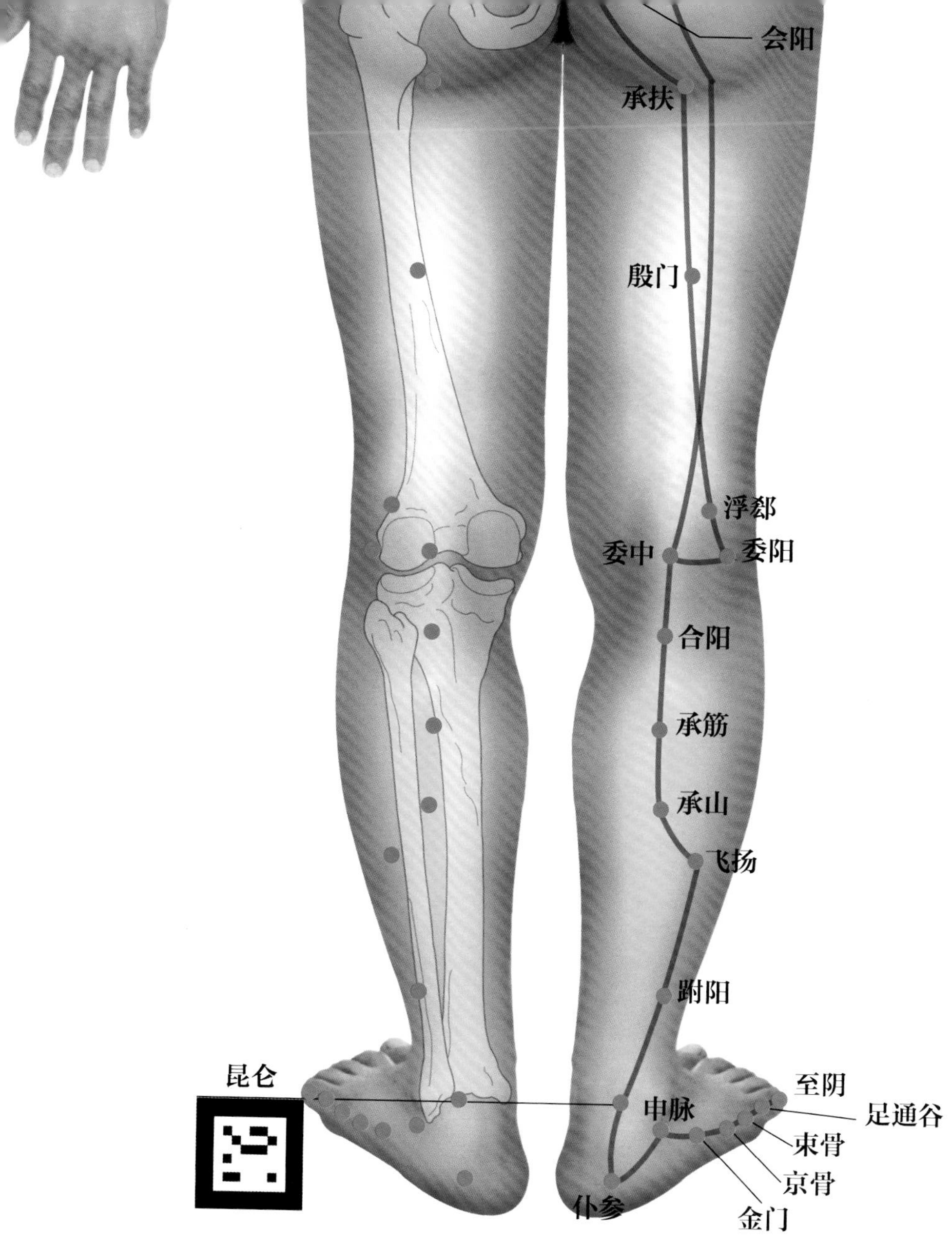

续表

BL	穴名	主治
61	仆参	下肢痿痹、足跟痛、癫痫
★ 62	申脉	头痛、眩晕、失眠、目赤痛、眼睑下垂、腰腿痛、项强、足外翻
63	金门	腰痛、下肢痿痹、头痛、外踝肿痛
64	京骨	头痛、项强、目翳、癫痫、腰腿痛
65	束骨	头痛、项强、目眩、癫痫、腰腿痛
66	足通谷	头痛、项强、目眩、癫痫、腰腿痛
★ 67	至阴	头痛、目痛、鼻塞、鼻出血

★为本经常用穴

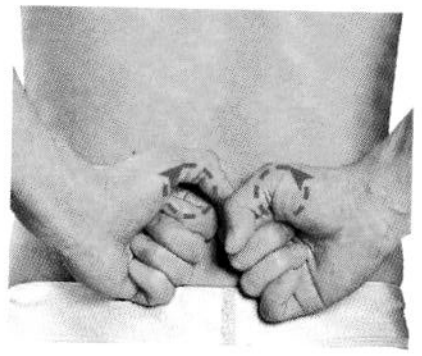

肾俞

两手握拳绕于背后腰部，用掌指关节稍用力按揉两侧肾俞穴 2 分钟。

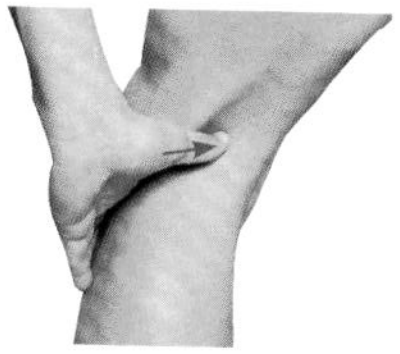

委中

用拇指用力按压委中穴，停留片刻后放松，反复 5 ~ 6 下。同法按压对侧委中穴。每日 2 次。

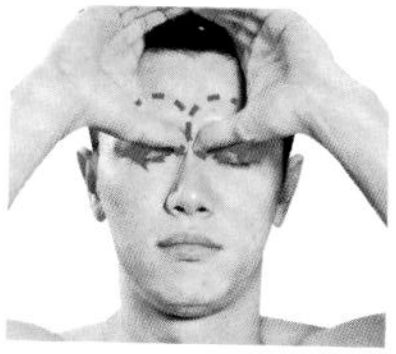

睛明

用双手拇指按揉两侧睛明穴 2 分钟，力度稍轻。

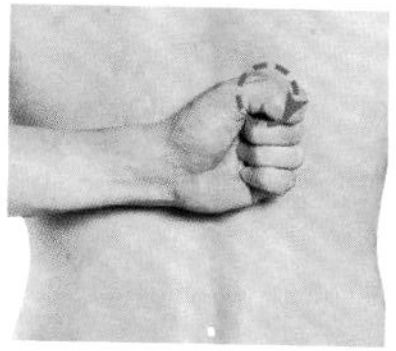

肝俞

一手握拳绕于背后，用掌指关节按揉肝俞穴 2 分钟，力度稍重。同法按揉对侧肝俞穴。

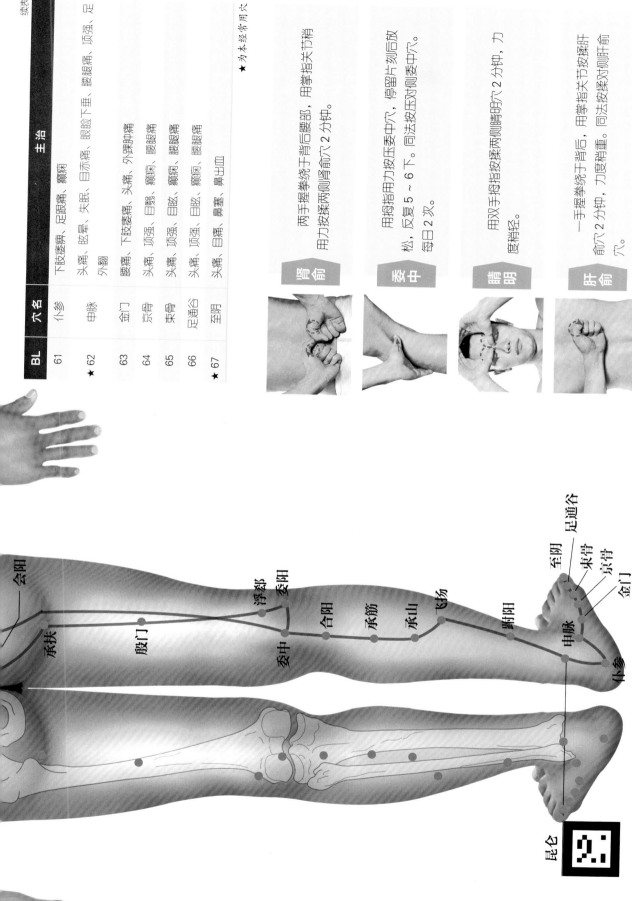

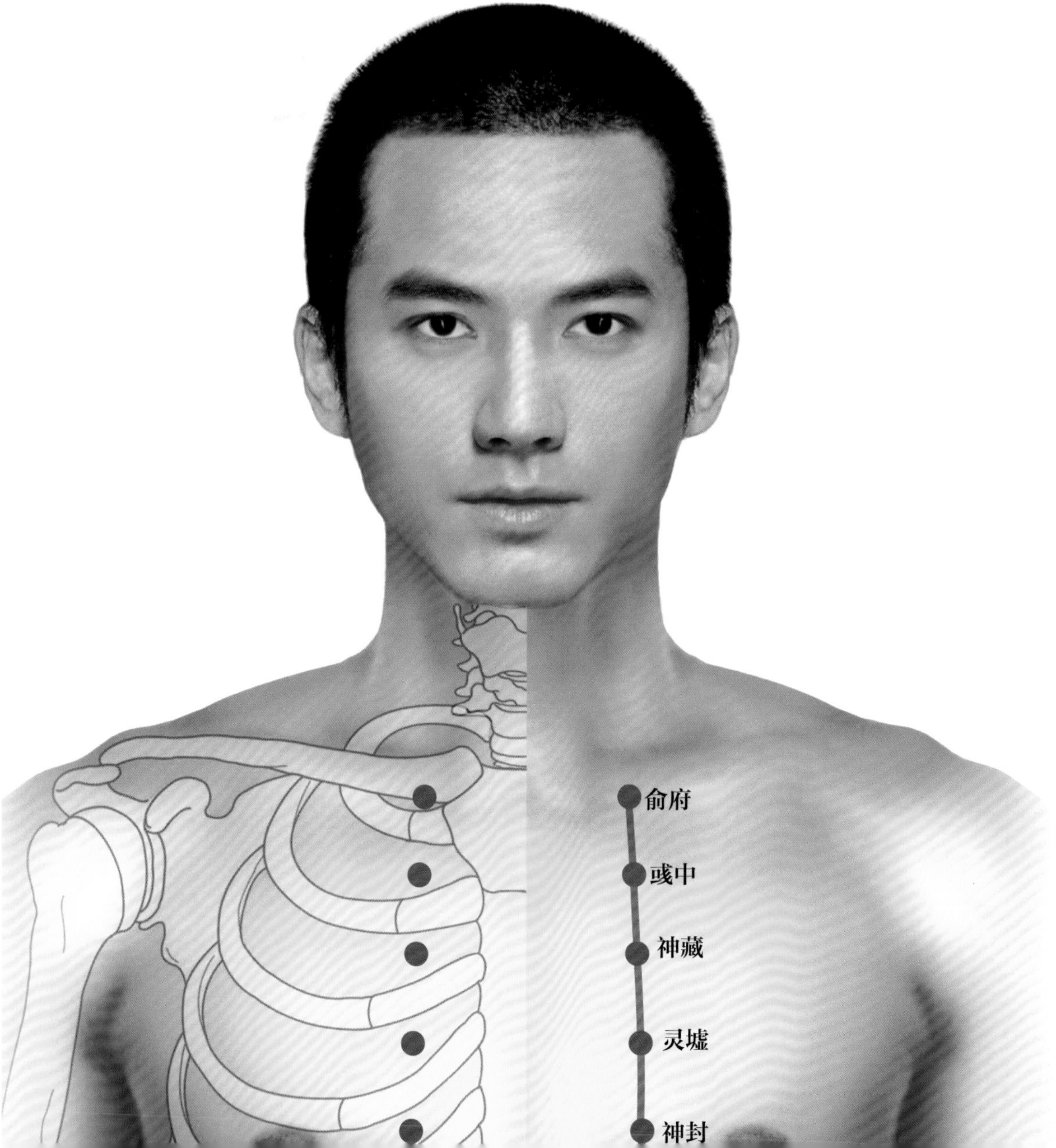

足少阴肾经 Kidney Meridian of Foot-Shaoyin, KI.

足少阴肾经起于脚掌心的涌泉穴，经腿部内侧上达胸前的俞府穴。本经一侧 27 穴，左右两侧共 54 穴。

肾经主治病症：①遗精、阳痿、小便不利、不育等泌尿生殖系统疾病。②癫狂、失眠、眩晕等神经精神系统疾病。③大腿内后侧痛、腰部痛、咽喉肿痛等经脉循行部位的疾患。

KI	穴名	主治
★ 1	涌泉	头顶痛、眩晕、昏厥、癫狂、失眠、便秘、小便不利、咽喉肿痛、失音、足心热
2	然谷	遗精、小便不利、泄泻、咽喉肿痛、咯血、口噤
★ 3	太溪	遗精、阳痿、小便频数、消渴、泄泻、腰痛、头痛、耳鸣、耳聋、咽喉肿痛、失眠、咳嗽、咯血
4	大钟	癃闭、遗尿、便秘、咯血、气喘、嗜睡、足跟痛
5	水泉	小便不利
★ 6	照海	小便不利、咽喉痛、目赤肿痛、失眠
7	复溜	水肿、腹胀、泄泻、盗汗、热病无汗或汗出不止
8	交信	泄泻、便秘
9	筑宾	癫狂、呕吐、疝气、小腿疼痛
10	阴谷	阳痿、疝气、膝股痛、癫狂
11	横骨	少腹胀痛、小便不利、遗尿、遗精、阳痿、疝气
12	大赫	遗精、阳痿
13	气穴	小便不利、泄泻
14	四满	遗精、阳痿、便秘、腹痛、水肿
15	中注	腹痛、便秘、泄泻

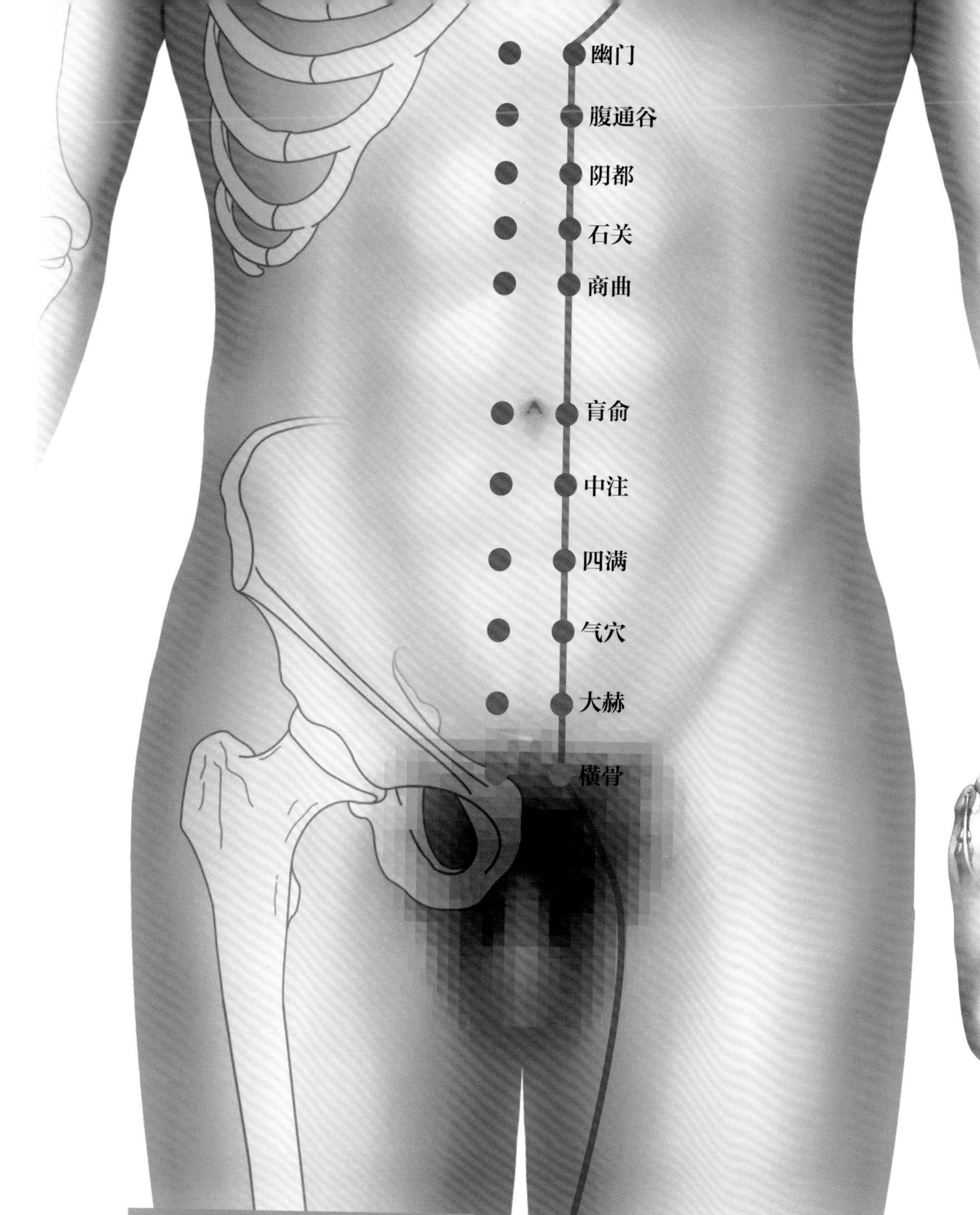

续表

KI	穴名	主治
16	肓俞	腹痛、腹胀、呕吐、泄泻、便秘、疝气、腰脊痛
17	商曲	腹痛、泄泻、便秘
18	石关	呕吐、腹痛、便秘
19	阴都	呕吐、腹痛、便秘
20	腹通谷	腹痛、腹胀、呕吐、心痛、心悸
21	幽门	腹痛、腹胀、呕吐、泄泻
22	步廊	咳嗽、气喘、胸胁胀满、呕吐
23	神封	咳嗽、气喘、胸胁胀满、呕吐
24	灵墟	咳嗽、气喘、胸胁胀满、呕吐
25	神藏	咳嗽、气喘、胸痛、呕吐
26	彧中	咳嗽、气喘、胸胁胀满
27	俞府	咳嗽、气喘、胸痛、呕吐

★为本经常用穴

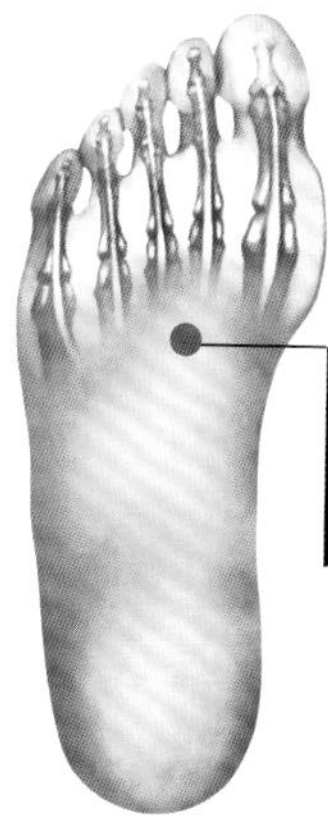

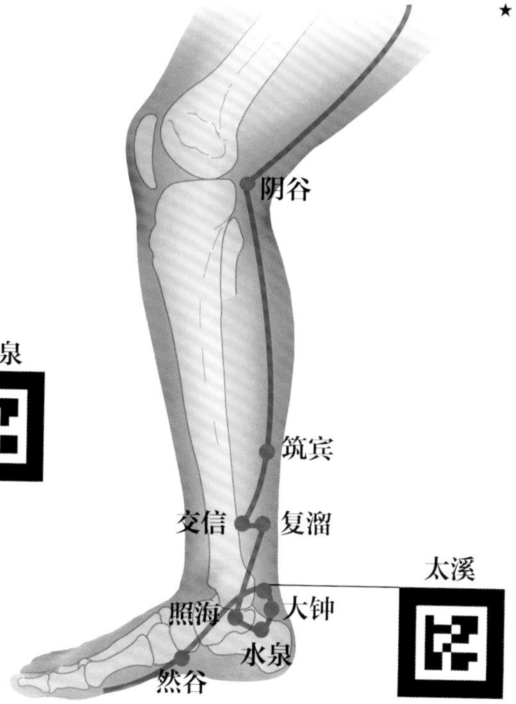

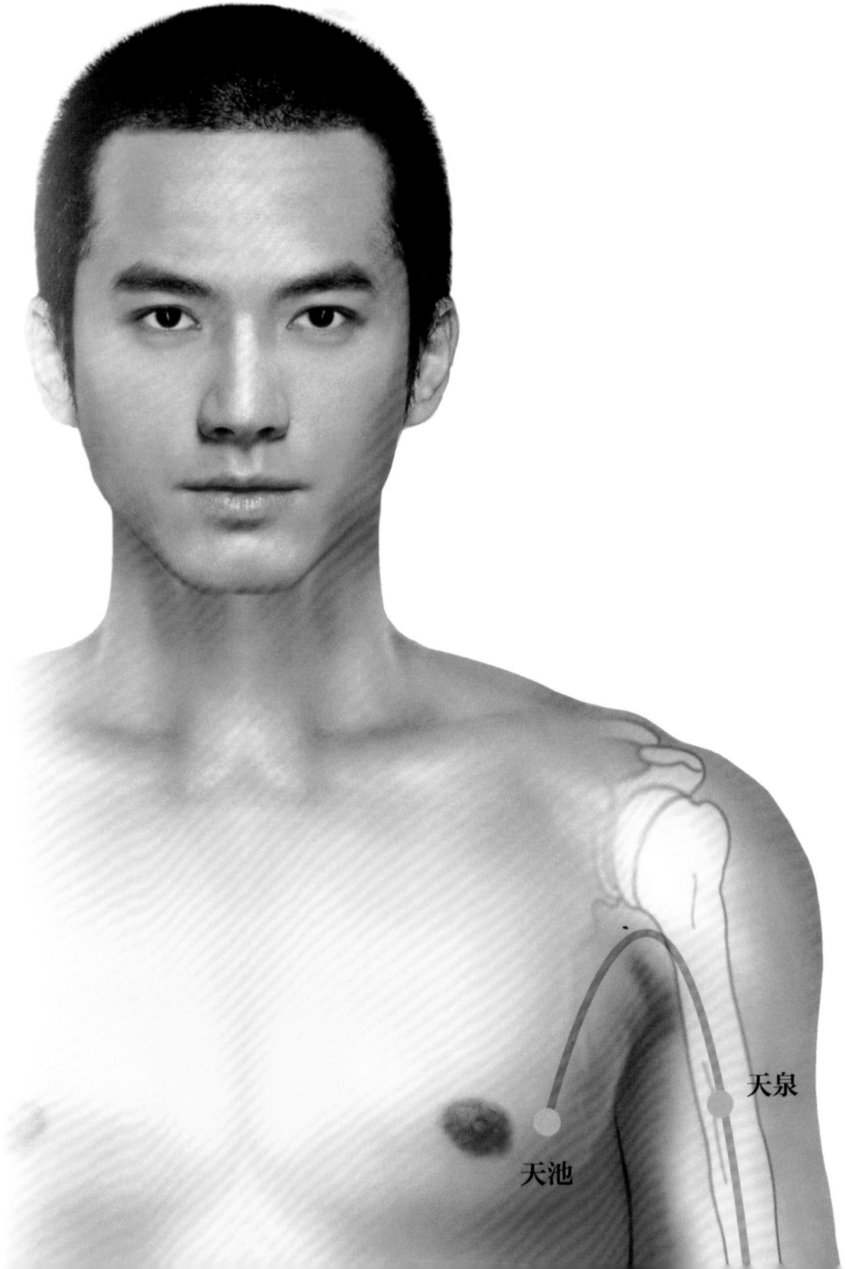

手厥阴心包经 Pericardium Meridian of Hand-Jueyin, PC.

手厥阴心包经起于乳房外侧的天池穴，经手臂内侧，止于手中指的中冲穴。本经一侧 9 个穴，左右两侧共 18 个穴，8 个穴分布在上肢内侧中间，1 个穴在前胸部。

心包经主治病症：①心烦、胸闷、心悸、心痛等心胸疾病。②前臂痛、肘部痛等经脉循行部位的疾患。

PC	穴名	主治
1	天池	咳嗽、气喘、胸闷、胸胁胀满
2	天泉	心痛、咳嗽、胸胁胀满、臂痛
★3	曲泽	心痛、心悸、热病、中暑、胃痛、呕吐、泄泻、肘臂疼痛
4	郄门	心痛、心悸、呕血、咯血
5	间使	心痛、心悸、癫狂、热病、胃痛、呕吐、肘臂痛
★6	内关	心痛、心悸、胸闷、眩晕、癫痫、失眠、偏头痛、胃痛、呕吐、泄泻、肘臂痛
★7	大陵	心痛、心悸、癫狂、胃痛、呕吐、手腕麻痛、胸胁胀痛
★8	劳宫	癫狂、中风昏迷、中暑、心痛、口疮口臭
★9	中冲	中风昏迷、中暑、小儿惊风、热病、心烦、心痛、舌强（僵硬）肿痛

★为本经常用穴

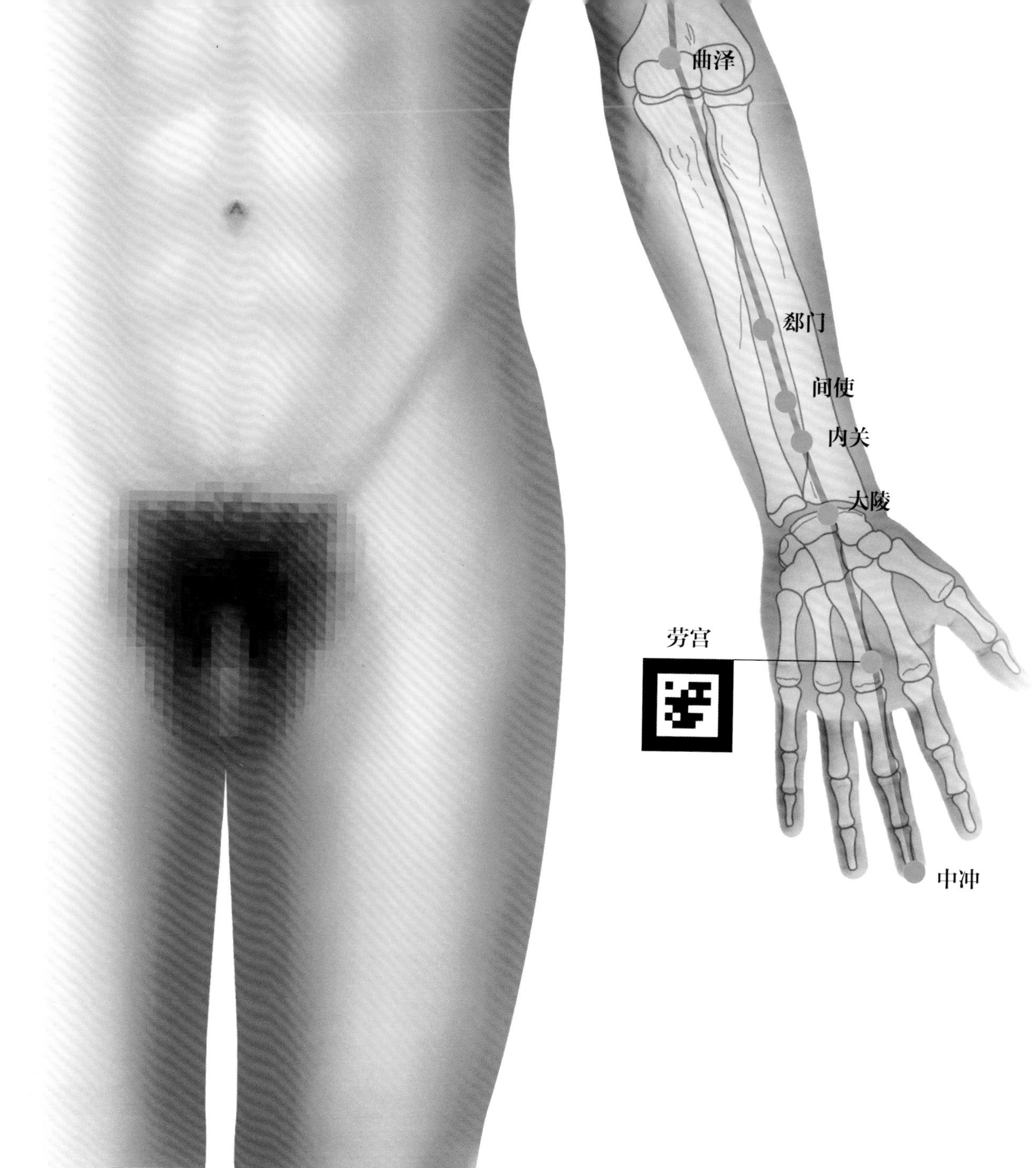

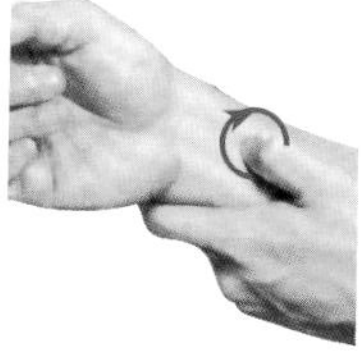

内关

用拇指按揉内关穴2分钟，力度稍重。同法按揉对侧内关穴。

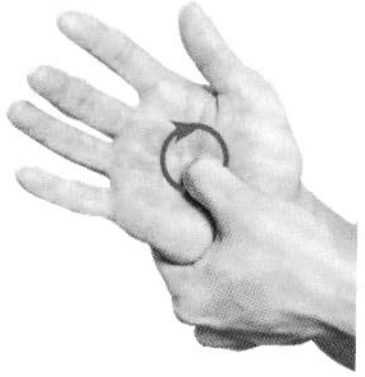

劳宫

用拇指按揉劳宫穴2分钟，力度稍重。同法按揉对侧劳宫穴。每日2次。

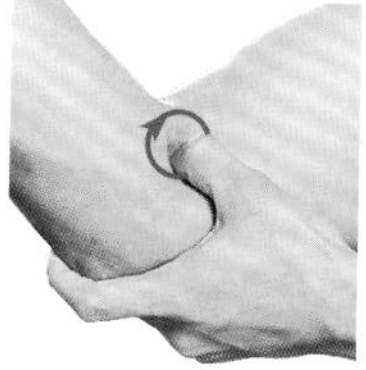

曲泽

用拇指按揉曲泽穴2分钟，力度稍重。同法按揉对侧曲泽穴。每日2次。

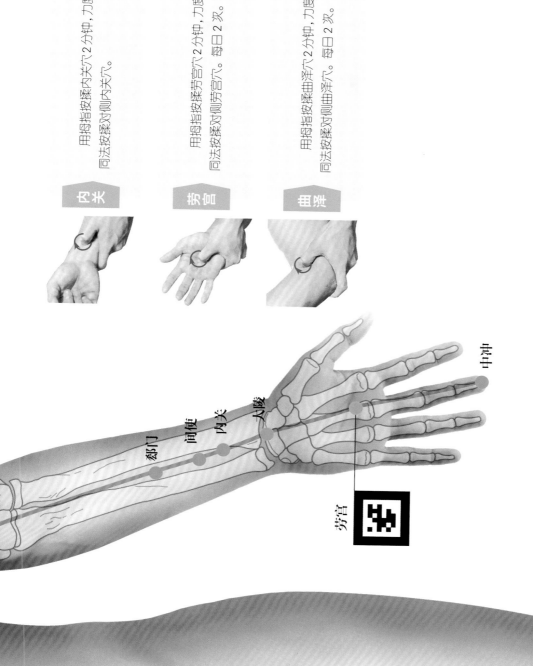

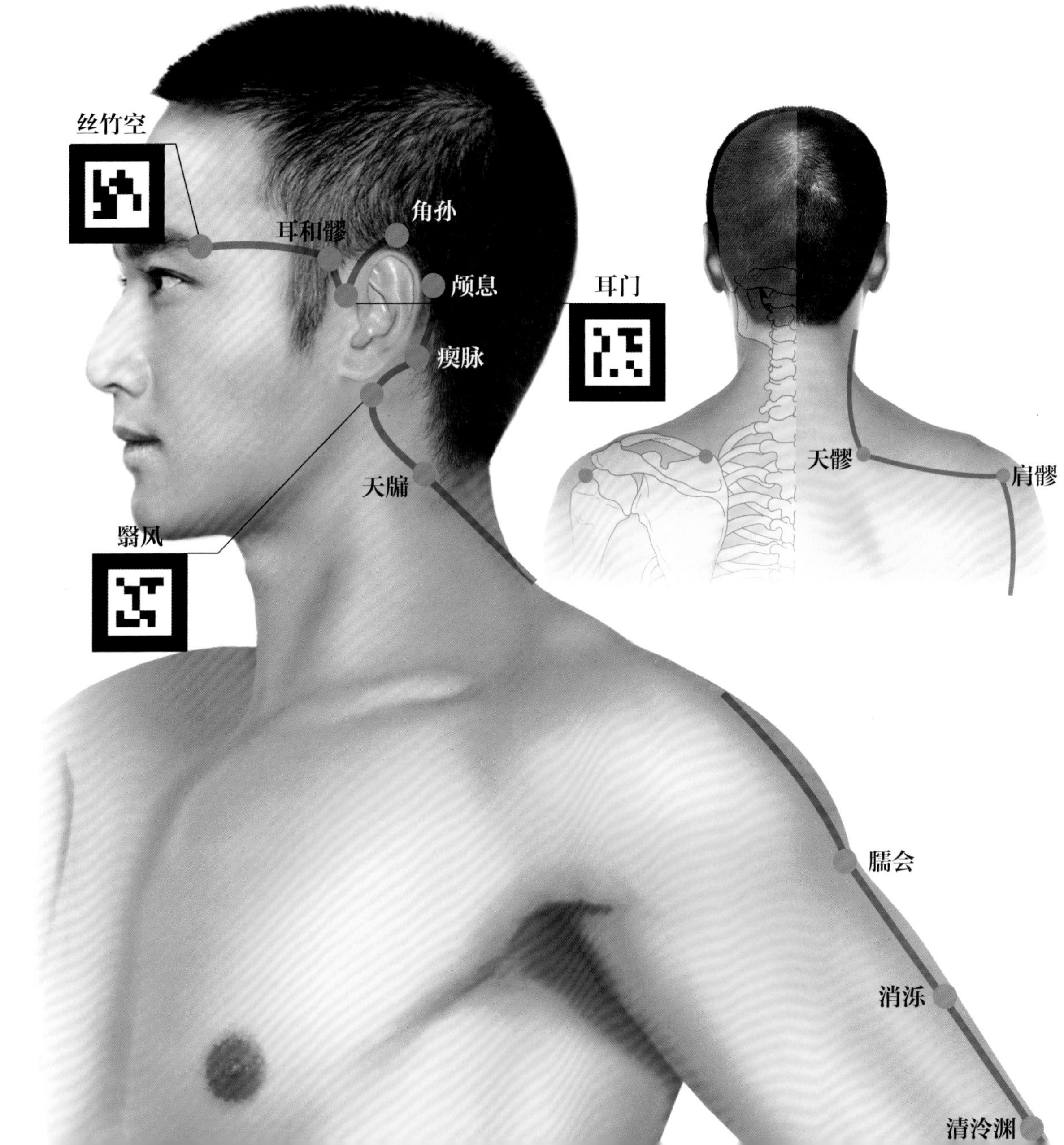

手少阳三焦经 Triple Energizer Meridian of Hand-Shaoyang, TE.

手少阳三焦经从无名指关冲穴，经手臂外侧、耳后，止于眉梢的丝竹空穴。本经一侧23穴，左右两侧共46穴。13个穴分布在上肢背面，10个穴分布在颈部、侧头部。

三焦经主治病症：①头痛、耳鸣、耳聋、咽喉肿痛、面颊肿、眼睑瞤动等头面五官系统疾病。②手指屈伸不利、肘臂痛等经脉循行部位的疾患。

TE	穴名	主治
1	关冲	热病、昏厥、中暑、头痛、目赤、耳聋、咽喉肿痛
2	液门	头痛、目赤、耳聋、咽喉肿痛
3	中渚	头痛、目赤、耳鸣、耳聋、咽喉肿痛、热病、消渴、手指屈伸不利、肘臂肩背疼痛
4	阳池	耳聋、目赤肿痛、咽喉肿痛、消渴、腕痛
★5	外关	热病、头痛、目赤肿痛、耳鸣、耳聋、胸胁痛、上肢痿痹
★6	支沟	便秘、热病、胁肋痛、落枕、耳鸣、耳聋
7	会宗	耳鸣、耳聋、癫痫、上肢痹痛
8	三阳络	耳聋、暴喑（失音）、上肢痹痛
9	四渎	耳聋、暴喑、齿痛、咽喉痛、偏头痛、上肢痹痛
10	天井	耳聋、偏头痛、癫痫、肘臂痛
11	清冷渊	头痛、目痛、胁痛、肩臂痛
12	消泺	头痛、项强、肩臂痛
13	臑会	上肢痿痹
14	肩髎	肩臂挛痛不遂
15	天髎	肩臂痛、颈项强痛
16	天牖	头痛、项强、目痛、耳聋、面肿

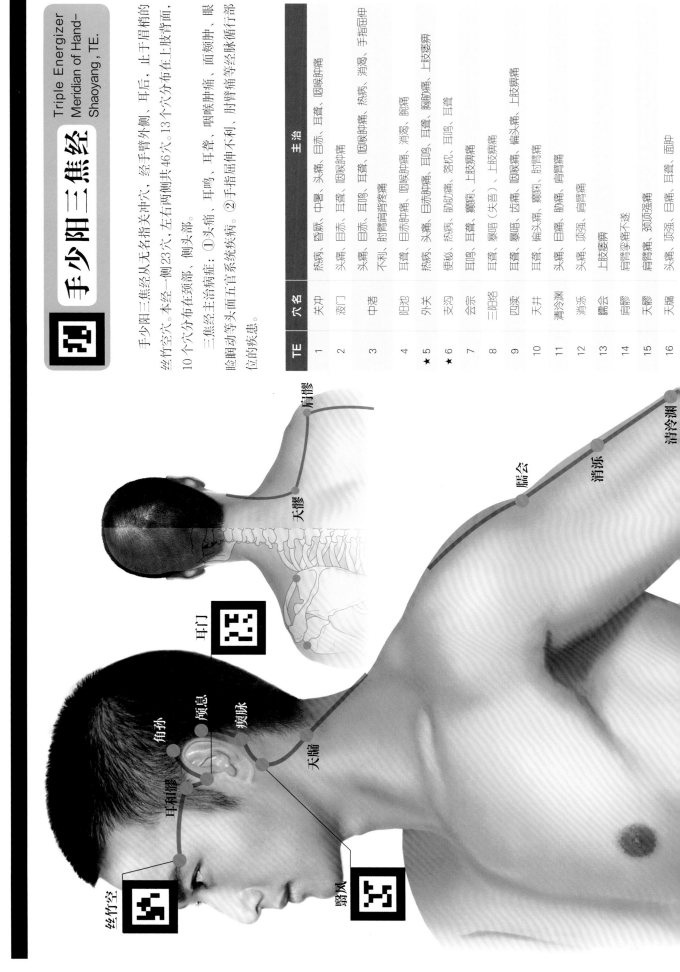

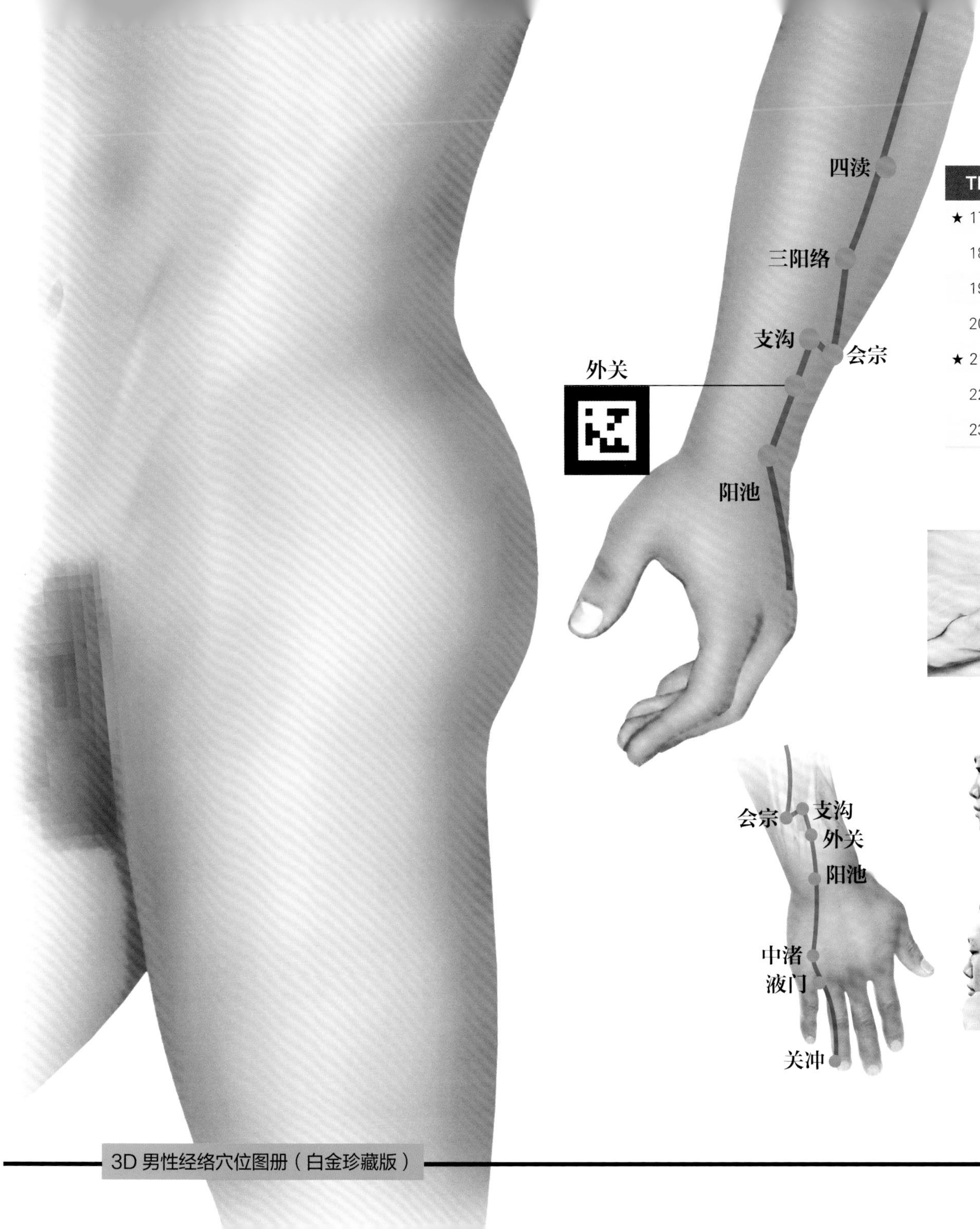

续表

TE	穴名	主治
★ 17	翳风	耳鸣、耳聋、口㖞、牙关紧闭、齿痛、呃逆、颊肿
18	瘈脉	耳鸣、耳聋、小儿惊风、头痛
19	颅息	小儿惊风、头痛
20	角孙	目翳、齿痛、偏头痛、项强
★ 21	耳门	耳鸣、耳聋、齿痛
22	耳和髎	头痛、耳鸣、牙关紧闭、口㖞
23	丝竹空	目赤肿痛、眼睑瞤动、目眩、头痛、癫狂

★为本经常用穴

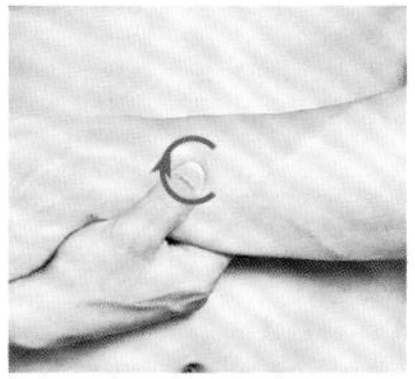

支沟

用拇指按揉支沟穴 2 分钟，力度稍重。同法按揉对侧支沟穴。

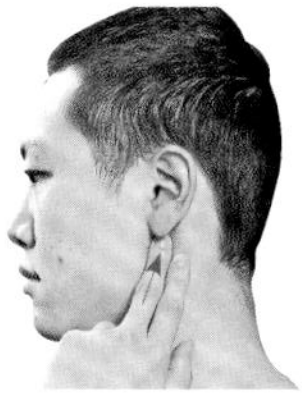

翳风

食、中二指并拢稍用力按压翳风穴，停留片刻后放松，反复 5~6 下。同法按压对侧翳风穴。

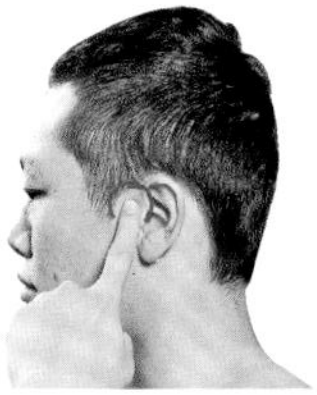

耳门

用中指按揉耳门穴 2 分钟，力度适中。同法按揉对侧耳门穴。每日 2 次。

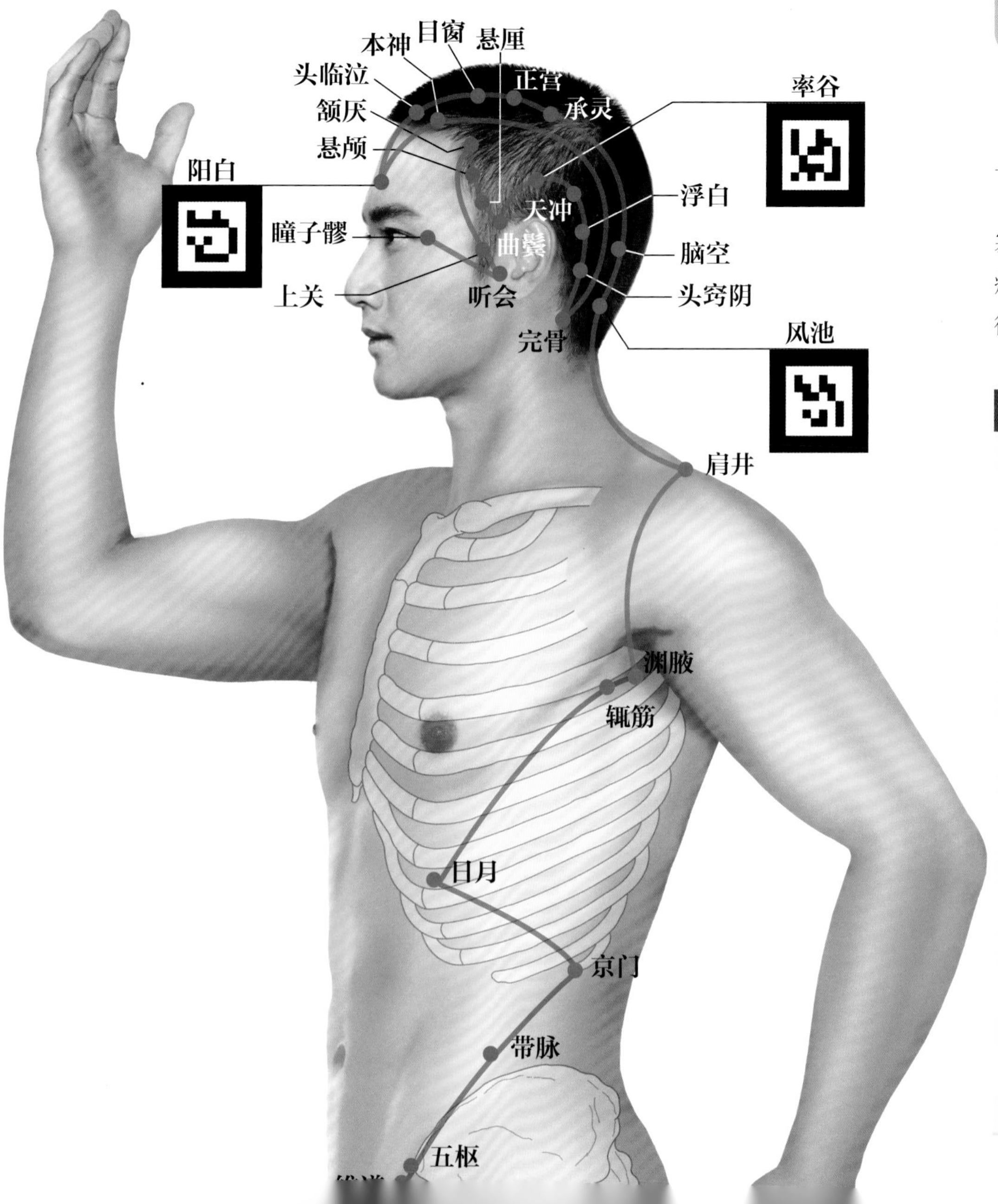

足少阳胆经 Gallbladder Meridian of Foot-Shaoyang, GB.

足少阳胆经起于眼睛外侧的瞳子髎穴，经耳后、颈、腿部外侧，止于第 4 趾外侧的足窍阴穴。本经一侧 44 穴，左右两侧共 88 穴。

胆经主治病症：①头痛、耳鸣、耳聋、咽喉肿痛、眼睑瞤动、鼻塞等头面五官疾病。②眩晕、小儿惊痫、中风昏迷等神经精神系统疾病。③疝气、黄疸等肝胆病。④颈项强痛、胸胁痛、下肢痿痹等经脉循行部位的疾患。

GB	穴名	主治
1	瞳子髎	目赤肿痛、目翳、头痛
2	听会	耳鸣、耳聋、颞颌关节炎
3	上关	耳鸣、耳聋、偏头痛、面痛
4	颔厌	偏头痛、眩晕、癫痫、中风后遗症
5	悬颅	偏头痛、目赤肿痛、中风后遗症
6	悬厘	偏头痛、目赤肿痛、中风后遗症
7	曲鬓	偏头痛、目赤肿痛、中风后遗症
8	率谷	头痛、眩晕、耳鸣、耳聋
9	天冲	头痛、耳鸣、耳聋、癫痫
10	浮白	头痛、耳鸣、耳聋、目痛
11	头窍阴	耳鸣、耳聋、头痛、眩晕
12	完骨	头痛、颈项强痛、失眠、吞咽障碍
13	本神	头痛、眩晕、目赤肿痛、癫痫
14	阳白	头痛、眩晕、视物模糊、目痛、眼睑下垂、面瘫、眼睑瞤动
15	头临泣	头痛、眩晕、癫痫
16	目窗	目赤肿痛、视物模糊、头痛、眩晕
17	正营	头痛、眩晕

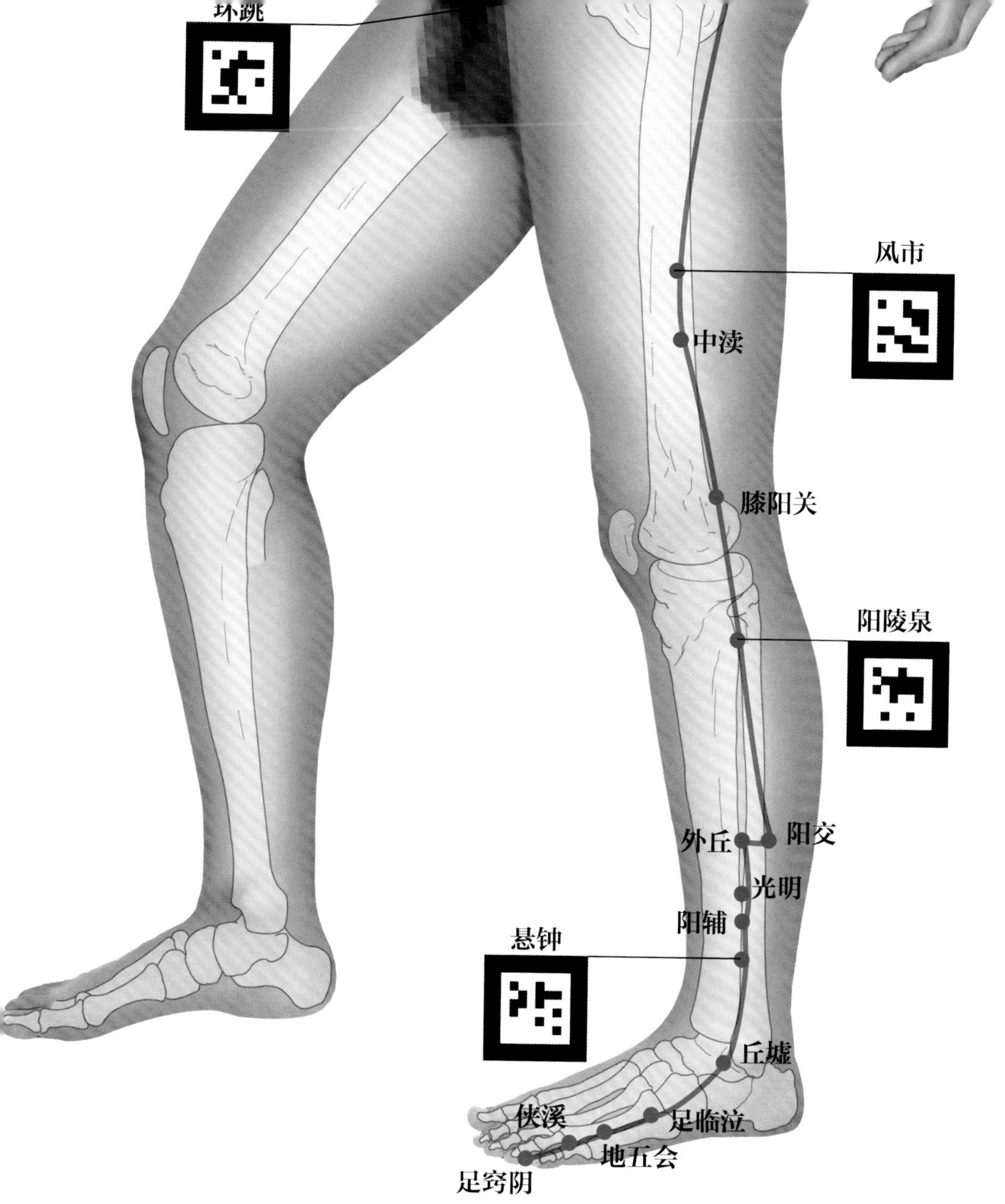

续表

GB	穴名	主治
18	承灵	头痛、眩晕、目痛
19	脑空	头痛、目眩、颈项强痛、癫狂、癫痫
★ 20	风池	头痛、眩晕、失眠、癫痫、中风、感冒、颈项强痛
★ 21	肩井	颈项强痛、肩背疼痛、上肢不遂
22	渊腋	胸痛、胁痛、上肢痹痛
23	辄筋	胸满、胁痛、呕吐、吞酸、气喘
24	日月	黄疸、呕吐、吞酸、呃逆、胃脘痛、胁肋胀痛
25	京门	小便不利、水肿、腹胀、泄泻、肠鸣、腰痛、胁痛
26	带脉	疝气、小腹痛、胁痛、腰痛
27	五枢	腹痛、便秘、疝气
28	维道	少腹痛、便秘、肠痈（阑尾炎）、疝气
29	居髎	腰痛、下肢痿痹、疝气
★ 30	环跳	下肢痿痹、半身不遂、腰腿痛
31	风市	下肢痿痹、全身瘙痒、腰腿痛
32	中渎	下肢痿痹、半身不遂、股外侧皮神经炎
33	膝阳关	半身不遂、膝髌肿痛挛急、小腿麻木
★ 34	阳陵泉	下肢痿痹、膝髌肿痛、胆囊炎、偏头痛
35	阳交	下肢痿痹
36	外丘	下肢痿痹
37	光明	目痛、夜盲、目视不明、近视、干眼症
38	阳辅	下肢痿痹、胸胁胀痛
★ 39	悬钟	下肢痿痹、胸胁胀痛、颈项强痛、偏头痛、膝髌肿痛
40	丘墟	下肢痿痹、外踝肿痛、脚气（中医指足胫麻木、酸痛、软弱无力）、胸胁胀痛
41	足临泣	足跗肿痛、胁肋疼痛、偏头痛、目赤肿痛
42	地五会	足跗肿痛、胁肋疼痛、头痛、目赤、耳鸣、耳聋
43	侠溪	头痛、眩晕、目赤肿痛、耳鸣、耳聋、胸胁疼痛、乳腺炎
44	足窍阴	足肿痛、胁痛、目赤肿痛、耳鸣、耳聋、头痛、失眠

★为本经常用穴

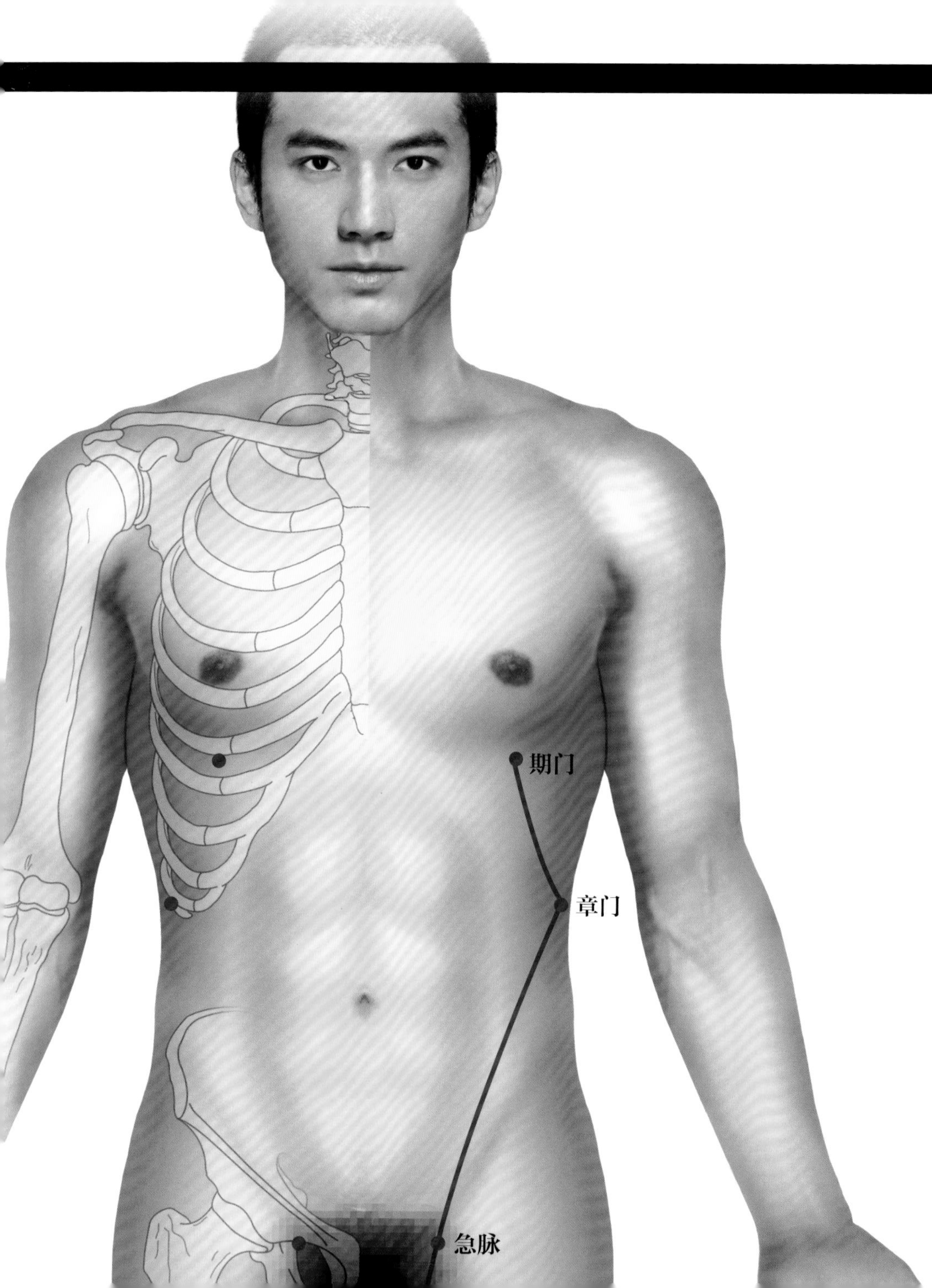

足厥阴肝经 Liver Meridian of Foot-Jueyin , LR.

足厥阴肝经起于足拇趾外侧的大敦穴，沿腿部内侧往上，经腹部，止于乳房下方的期门穴。本经一侧 14 穴，左右两侧共 28 穴。

肝经主治病症：①偏头痛、咽喉肿痛、面颊肿、眼睑瞤动等头面五官疾病。②郁闷、急躁易怒等不良情绪。③中风、癫痫等神经系统疾病。④少腹、前阴疼痛等经脉循行部位的疾患。

LR	穴名	主治
1	大敦	遗尿、癃闭、疝气、癫痫
★ 2	行间	头痛、目眩、目赤肿痛、小便不利、中风、癫痫、胁肋疼痛、急躁易怒、黄疸
★ 3	太冲	头痛、目眩、目赤肿痛、耳鸣、耳聋、呃逆、小便不利、中风、癫痫、胁肋疼痛、急躁易怒、黄疸、下肢痿痹、失眠
4	中封	腹痛、小便不利、疝气、下肢痿痹、足踝肿痛
5	蠡沟	睾丸肿痛、外阴瘙痒、小便不利、遗尿、足胫肿痛
6	中都	疝气、腹痛、腹泻、胁痛、下肢痿痹
7	膝关	膝股疼痛、下肢痿痹
8	曲泉	小腹痛、小便不利、淋证、癃闭、阴痒、遗精、阳痿、膝股疼痛
9	阴包	遗尿、小便不利、腰骶痛
10	足五里	小便不利、小腹胀痛、遗尿、阴囊湿痒、睾丸肿痛
11	阴廉	少腹胀痛
12	急脉	疝气、少腹痛、外阴肿痛

续表

LR	穴名	主治
★ 13	章门	腹胀、泄泻、胁痛、黄疸
★ 14	期门	胸胁胀痛、腹胀、呃逆、郁闷

★为本经常用穴

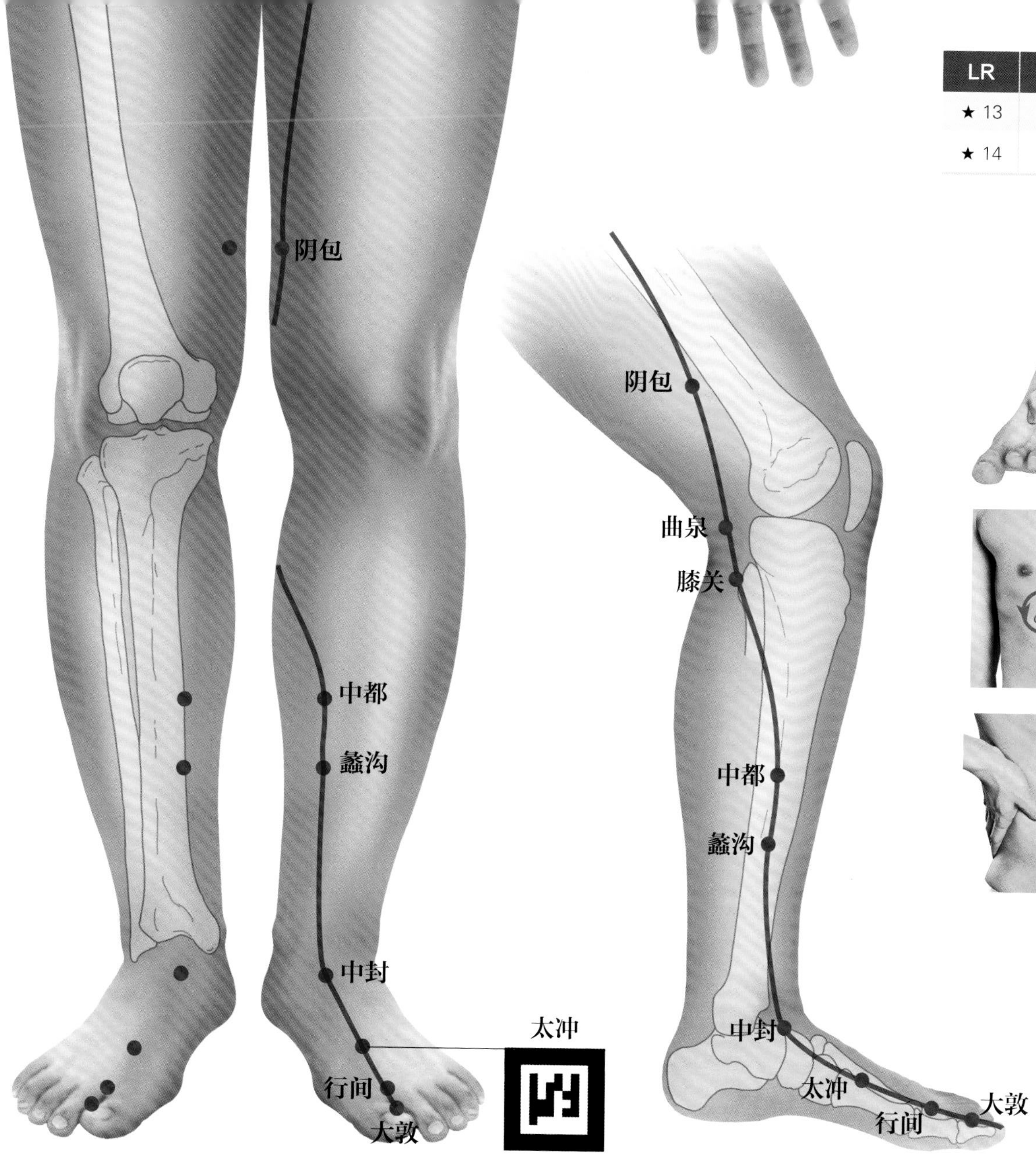

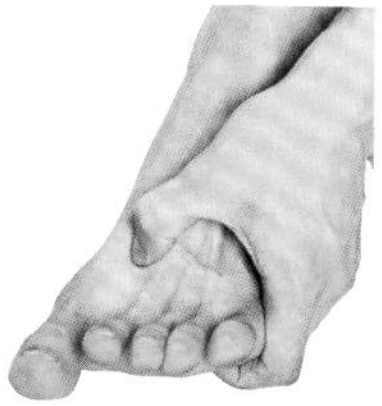

太冲

用拇指掐按太冲穴，停留片刻后放松，反复 5~6 下。同法掐按对侧太冲穴。

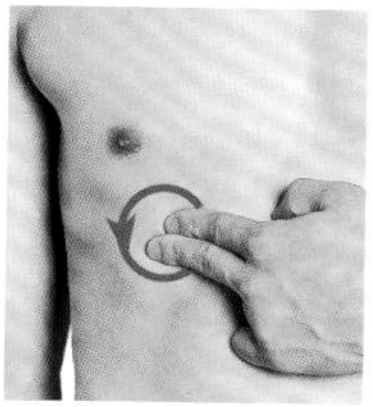

期门

食、中二指并拢按揉期门穴 2 分钟，力度稍重。同法按揉对侧期门穴。每日 2 次。

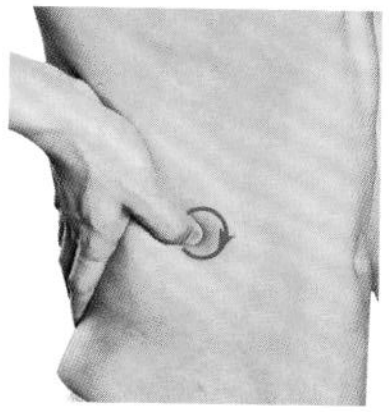

章门

用拇指按揉章门穴 2 分钟，力度稍重。同法按压对侧章门穴。每日 2 次。

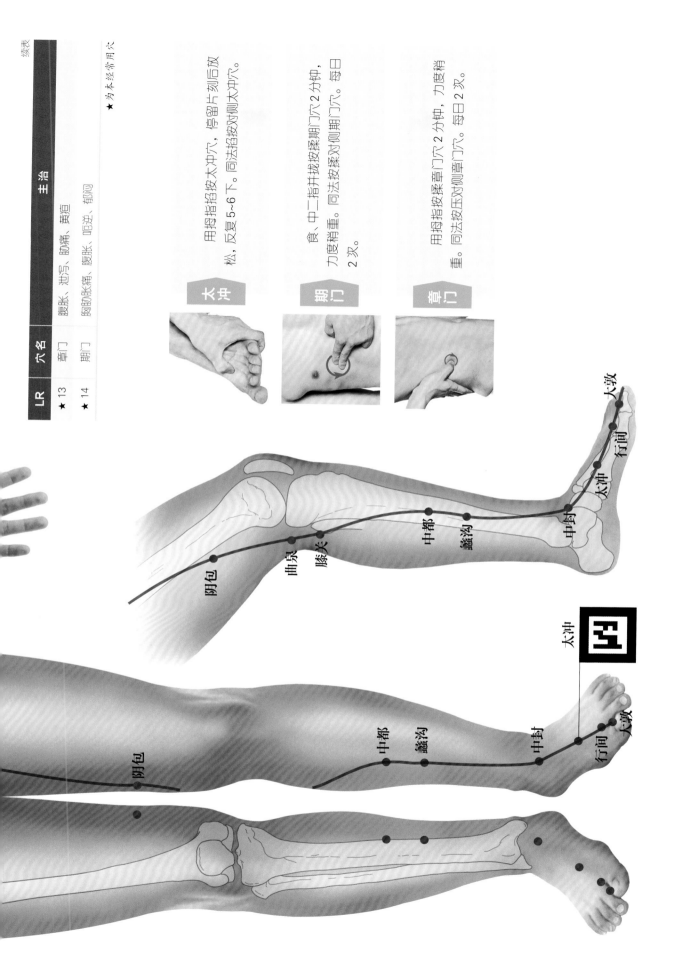

督脉 Governor Vessel Meridian , GV.

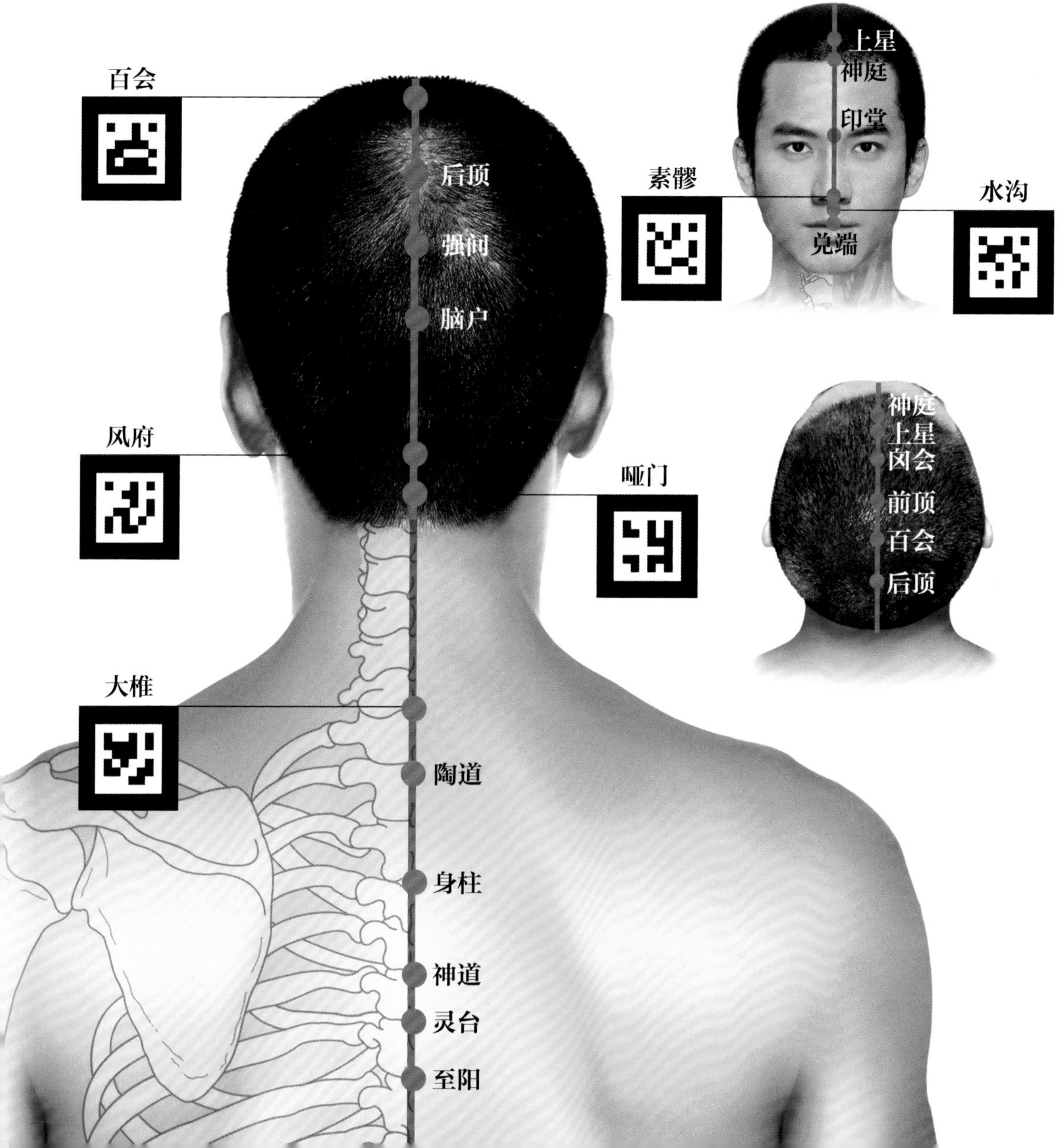

督脉起于腹部内，下出于会阴部，向后行于脊柱内部，上至头顶，沿前额下行鼻柱。起止穴分别为长强穴和龈交穴，本经共29穴。

督脉主治病症：①眩晕、耳鸣、失眠、癫痫、痴呆等神经精神系统疾病。②头项、背、腰骶等局部疾患及经脉循行部位的内脏疾病。③发热、中暑、流行性感冒等热病。④部分腧穴有强身健体作用，可用于日常保健。

GV	穴名	主治
1	长强	脱肛、泄泻、便秘、癫狂、腰骶痛、小儿痴呆
2	腰俞	腰脊疼痛、下肢痿痹、脱肛、便秘、癫痫
★ 3	腰阳关	腰脊疼痛、下肢痿痹、遗精、阳痿
★ 4	命门	腰痛、下肢痿痹、遗精、阳痿、遗尿、尿频、泄泻
5	悬枢	腹痛、泄泻、肠鸣、腰脊强痛
6	脊中	泄泻、脱肛、黄疸、小儿疳积、癫痫、腰脊强痛
7	中枢	呕吐、腹满、黄疸、腰背疼痛
8	筋缩	脊强、癫痫、抽搐、胃痛
9	至阳	黄疸、胸胁胀痛、身热、咳嗽、气喘、脊背强痛
10	灵台	咳嗽、气喘、胃痛、脊背强痛
11	神道	心悸、健忘、小儿惊痫、咳喘、脊背强痛
12	身柱	咳嗽、气喘、身热、癫痫、脊背强痛
13	陶道	热病、骨蒸潮热（形容发热自骨髓透发而出）、头痛、脊强、癫狂
★ 14	大椎	热病、骨蒸盗汗、咳嗽、气喘、癫痫、小儿惊风、感冒、胃寒、风疹、头项强痛、体虚怕冷
15	哑门	暴喑、舌强不语、癫狂、头痛、项强、中风

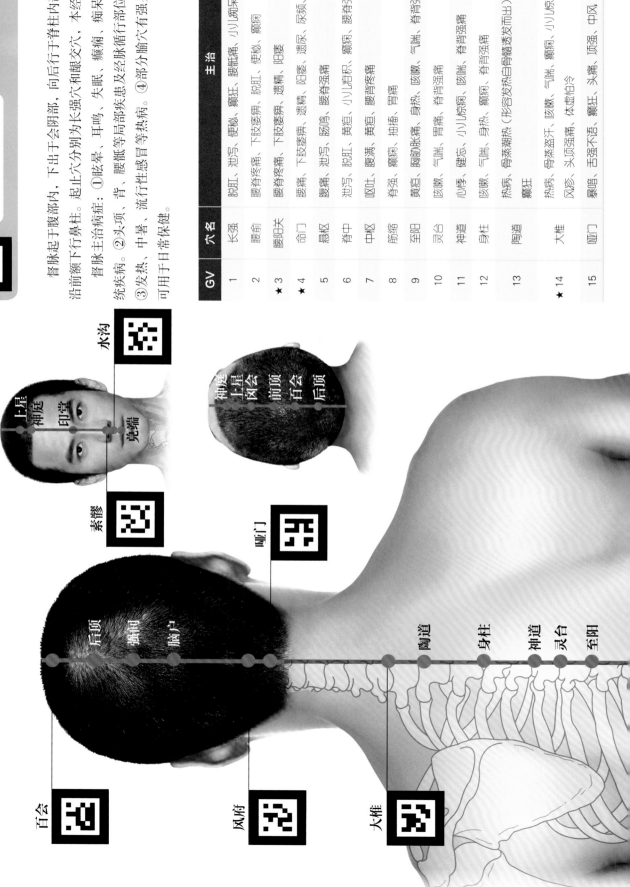

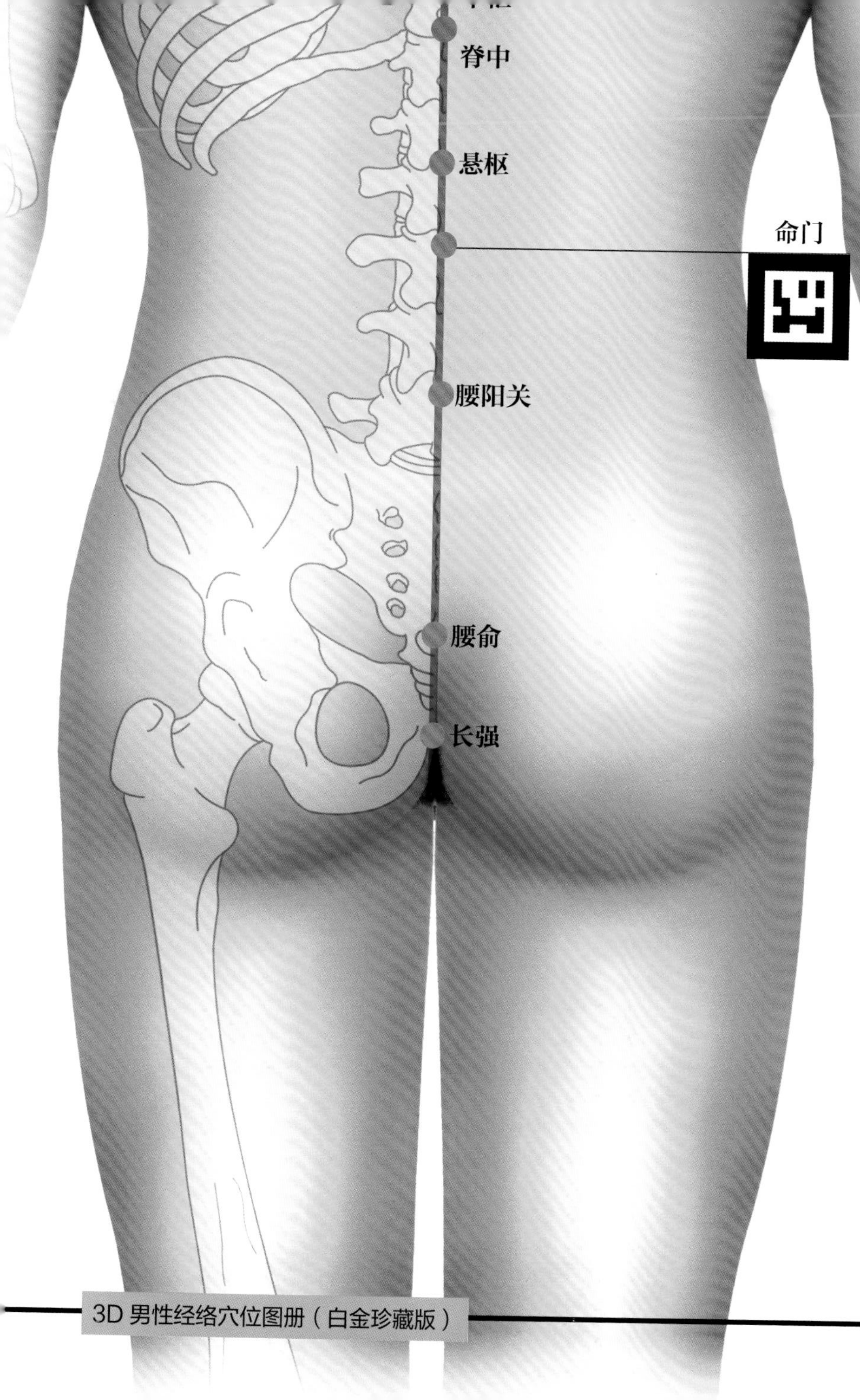

续表

GV	穴名	主治
16	风府	头痛、眩晕、项强、中风不语、半身不遂、癫狂、目痛、咽喉肿痛
17	脑户	头痛、项强、目眩、癫狂
18	强间	头痛、项强、目眩、癫狂、失眠
19	后顶	头痛、项强、眩晕、癫狂
★ 20	百会	头痛、眩晕、中风不语、癫狂、失眠、健忘、脱肛、久泻、胃下垂
21	前顶	头痛、眩晕、中风偏瘫、癫痫、目赤肿痛、鼻炎
22	囟会	头痛、眩晕、鼻炎、癫痫
23	上星	鼻炎、鼻出血、目痛、头痛、眩晕、癫狂、热病
★ 24	神庭	头痛、眩晕、失眠、癫痫、鼻炎、目痛
25	素髎	鼻塞、鼻炎、鼻出血、目痛、惊厥、昏迷、窒息
★ 26	水沟	昏迷、晕厥、中风、癫狂、抽搐、面瘫、齿痛、鼻塞、牙关紧闭、急性腰扭伤、消渴、黄疸、全身水肿
27	兑端	齿龈肿痛、鼻塞、鼻出血、昏厥
28	龈交	齿龈肿痛、鼻塞、鼻出血、癫狂、腰痛、项强
29	印堂	头痛、眩晕、失眠、小儿惊风、鼻塞、鼻炎、眉棱骨痛、目痛

★为本经常用穴

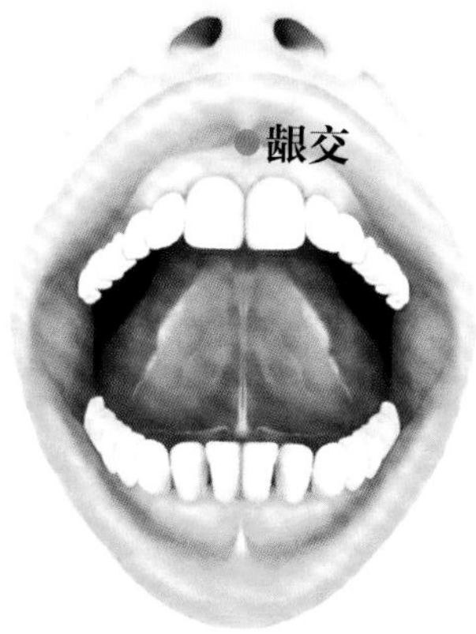

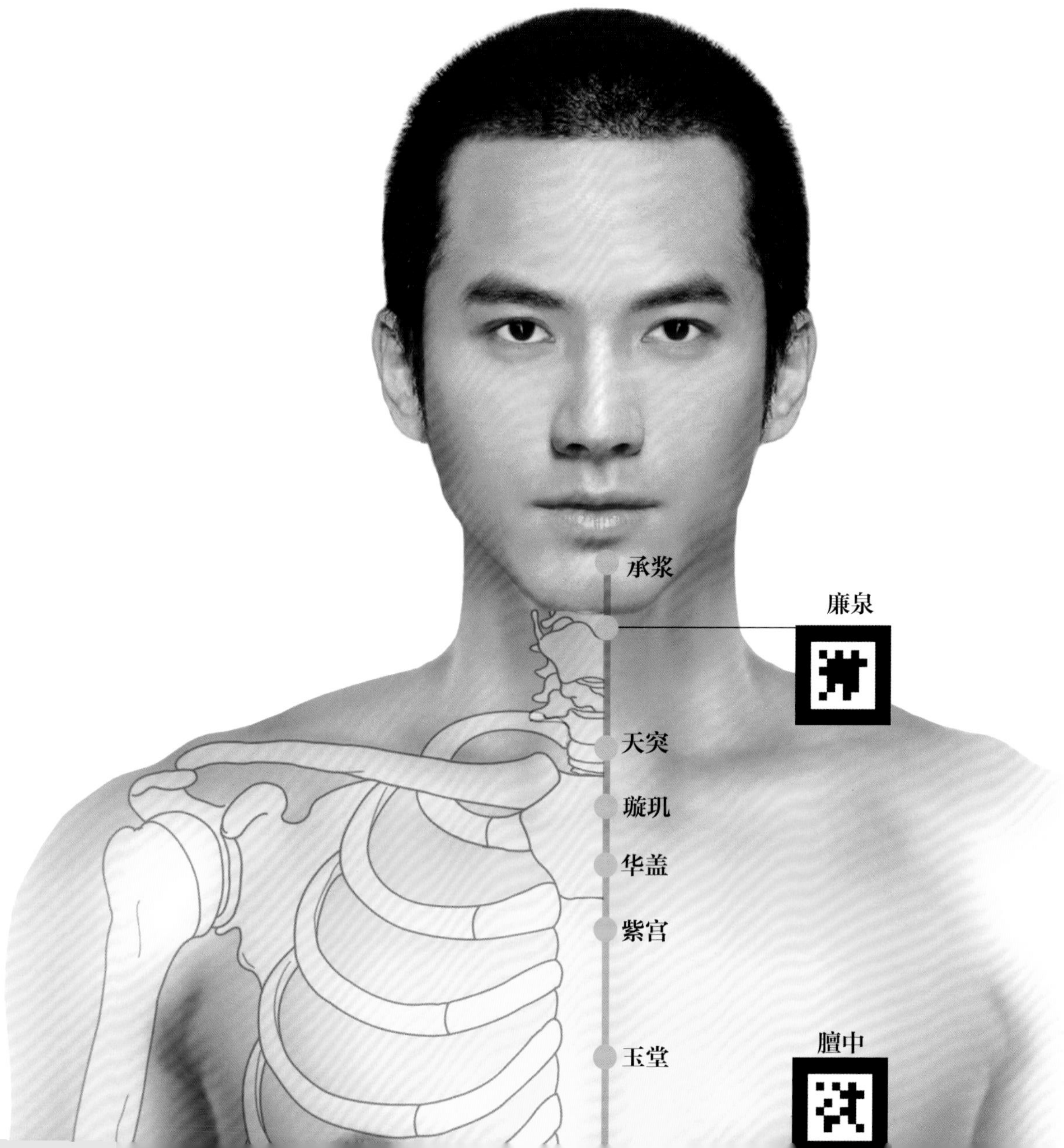

任脉

Conception Vessel Meridian, CV.

任脉起于小腹内，下出会阴，沿着腹部正中线到达咽喉部，再上行环绕口唇，经过面部，进入眼眶下，起止穴分别为会阴穴和承浆穴，本经共 23 穴。

任脉主治病症：①遗精、阳痿、早泄、遗尿等泌尿生殖系统疾病。②头面、咽喉、颈、胸、胃脘等局部疾患和经脉循行部位的内脏疾病。③部分腧穴有强身健体作用，可用于日常保健。

CV	穴名	主治
1	曲骨	小便不利、遗尿、遗精、阳痿、阴囊湿疹
★ 2	中极	癃闭、遗尿、尿频、遗精、阳痿、疝气
★ 3	关元	体虚、中风昏迷、眩晕、阳痿、遗精、遗尿、小便频数、癃闭、疝气、腹痛、泄泻
4	石门	小便不利、遗精、阳痿、腹痛、腹胀、水肿、泄泻
★ 5	气海	腹痛、泄泻、便秘、遗尿、遗精、阳痿、体虚、中风脱证
6	阴交	腹痛、水肿、泄泻、疝气
★ 7	神阙	腹痛、久泻、脱肛、水肿、虚脱
8	水分	腹痛、泄泻、反胃吐食、水肿、腹胀、小便不利
9	下脘	腹痛、腹胀、消化不良、呕吐、泄泻、虚肿、消瘦
10	建里	胃痛、腹胀、肠鸣、呕吐、水肿

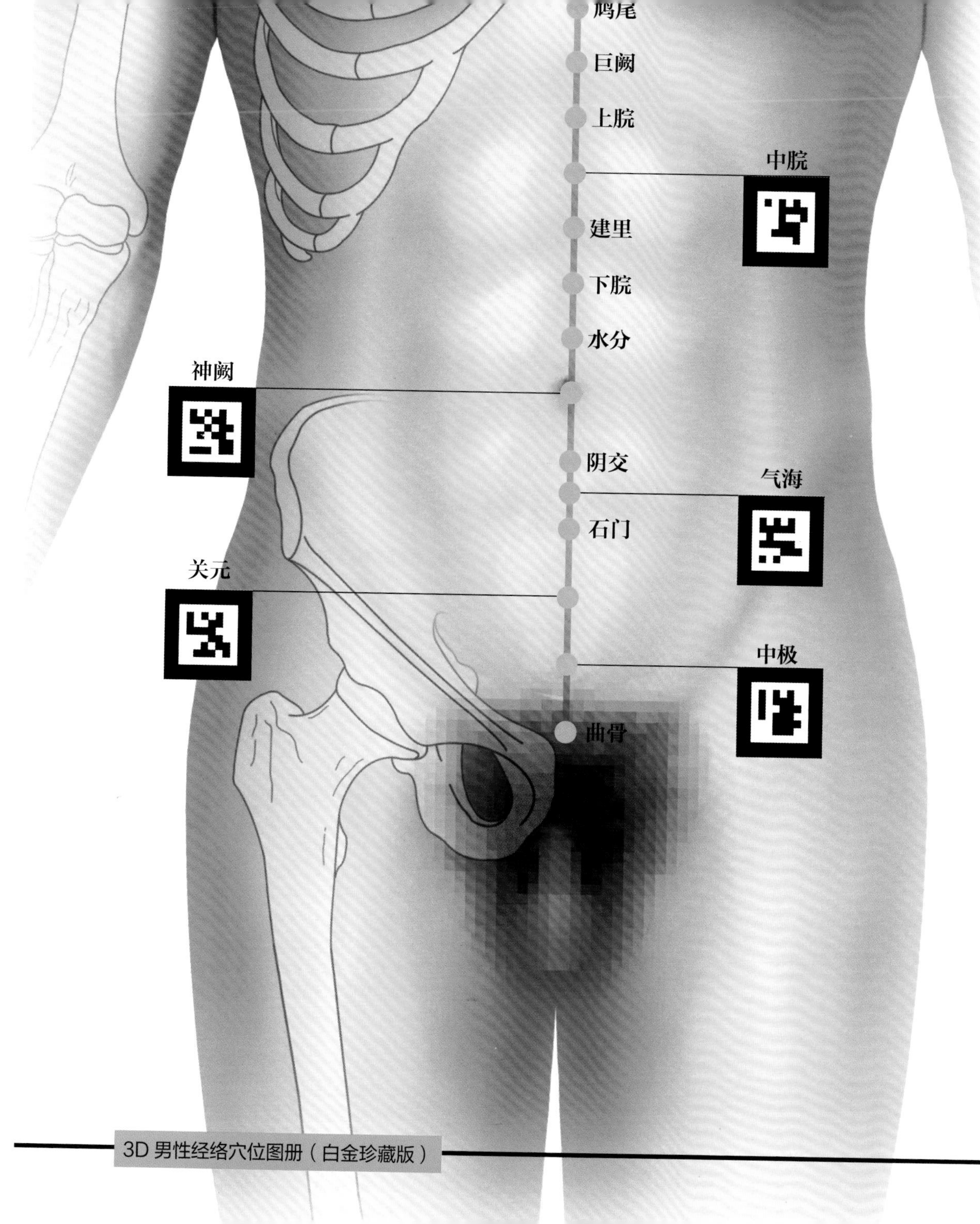

续表

CV	穴名	主治
★ 11	中脘	胃痛、呕吐、腹胀、消化不良、泄泻、黄疸、咳喘痰多、失眠
12	上脘	胃痛、呕吐、腹胀、消化不良、泄泻、黄疸、癫痫
13	巨阙	胃痛、吐酸、呕吐、心悸、癫狂
14	鸠尾	胸闷、心悸、心痛、呃逆、呕吐、腹胀、癫狂
15	中庭	胸胁胀满、心痛、呕吐、小儿吐乳
★ 16	膻中	胸闷、气短、胸痛、心悸、咳嗽、气喘、呕吐、呃逆
17	玉堂	胸痛、胸闷、咳嗽、气喘、呕吐
18	紫宫	咳嗽、气喘、胸痛、胸闷
19	华盖	咳嗽、气喘、胸痛、咽喉痛
20	璇玑	咳嗽、气喘、胸痛、咽喉痛、胃中积滞
21	天突	咳嗽、气喘、胸痛、咽喉痛、暴喑及梅核气（喉中异物感，吞之不下，吐之不出）和噎膈（吞咽哽噎不顺，食入即吐）
22	廉泉	舌强不语、舌下肿痛、暴喑、吞咽困难、口舌生疮、咽喉肿痛
23	承浆	面瘫、齿龈肿痛、暴喑、消渴、癫痫

★为本经常用穴

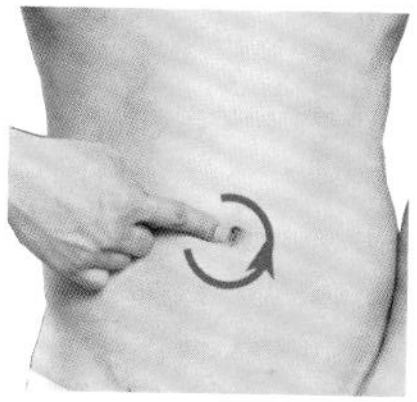

神阙

用食指按揉神阙穴 2 分钟，力度宜深透，以感觉局部微热为佳。

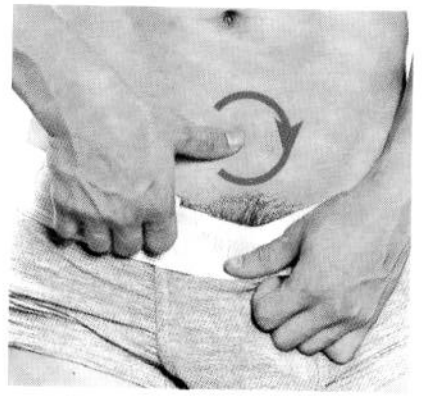

关元

用拇指按揉关元穴 2 分钟，力度适中。

头颈肩部穴位

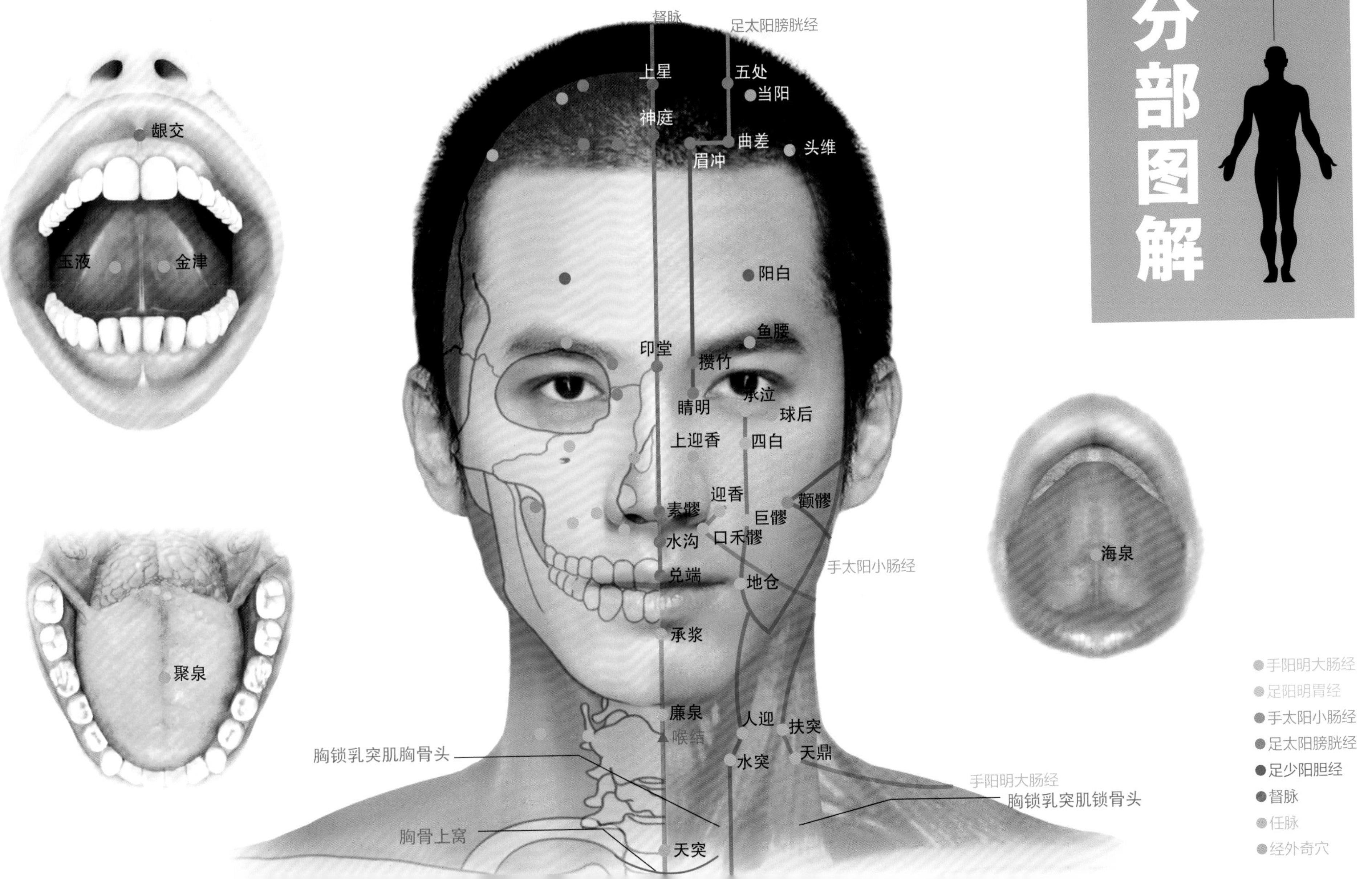
龈交
玉液
金津
聚泉
督脉
足太阳膀胱经
上星
五处
当阳
神庭
曲差
头维
眉冲
阳白
鱼腰
印堂
攒竹
承泣
睛明
球后
上迎香
四白
迎香
颧髎
素髎
巨髎
水沟
口禾髎
手太阳小肠经
兑端
地仓
承浆
廉泉
喉结
人迎
扶突
天鼎
水突
胸锁乳突肌胸骨头
手阳明大肠经
胸锁乳突肌锁骨头
胸骨上窝
天突
海泉
手阳明大肠经
足阳明胃经
手太阳小肠经
足太阳膀胱经
足少阳胆经
督脉
任脉
经外奇穴

穴位	定位
肩髃	在三角肌区，肩峰外侧缘前端与肱骨大结节两骨间凹陷中
巨骨	在肩胛区，锁骨肩峰端与肩胛冈之间凹陷中
天鼎	在颈部，横平环状软骨，胸锁乳突肌后缘
扶突	在胸锁乳突肌区，横平喉结，胸锁乳突肌前、后缘中间
口禾髎	在面部，横平人中沟上 1/3 与下 2/3 交点，鼻孔外缘直下
迎香	在面部，鼻翼外缘中点旁，鼻唇沟中
承泣	在面部，眼球与眶下缘之间，瞳孔直下
四白	在面部，眶下孔处
巨髎	在面部，横平鼻翼下缘，瞳孔直下
地仓	在面部，口角旁开 0.4 寸（指寸）
大迎	在面部，下颌角前方，咬肌附着部的前缘凹陷中，面动脉搏动处
颊车	在面部，下颌角前上方约一横指（中指）
下关	在面部，颧弓下缘中央与下颌切迹之间凹陷中
头维	在头部，额角发际直上 0.5 寸，头正中线旁开 4.5 寸
人迎	在颈部，横平喉结，胸锁乳突肌前缘，颈总动脉搏动处
水突	在颈部，横平环状软骨，胸锁乳突肌前缘
气舍	在胸锁乳突肌区，锁骨上小窝，锁骨胸骨端上缘，胸锁乳突肌胸骨头与锁骨头中间的凹陷中
天窗	在颈部，横平喉结，胸锁乳突肌的后缘
天容	在颈部，下颌角后方，胸锁乳突肌的前缘凹陷中
颧髎	在面部，颧骨下缘，目外眦直下凹陷中
听宫	在面部，耳屏正中与下颌骨髁突之间的凹陷中

穴位	定位
睛明	在面部，目内眦内上方眶内侧壁凹陷中
攒竹	在面部，眉头凹陷中，额切迹处
眉冲	在头部，额切迹直上入发际 0.5 寸
曲差	在头部，前发际正中直上 0.5 寸，旁开 1.5 寸
五处	在头部，前发际正中直上 1 寸，旁开 1.5 寸
承光	在头部，前发际正中直上 2.5 寸，旁开 1.5 寸
通天	在头部，前发际正中直上 4 寸，旁开 1.5 寸
络却	在头部，前发际正中直上 5.5 寸，旁开 1.5 寸
玉枕	在头部，横平枕外隆凸上缘，后发际正中线旁开 1.3 寸
天柱	在颈后区，横平第 2 颈椎棘突上际，斜方肌外缘凹陷中
天牖	在颈部，横平下颌角，胸锁乳突肌的后缘凹陷中
翳风	在颈部，耳垂后方，乳突下端前方凹陷中
瘈脉	在头部，乳突中央，角孙与翳风沿耳轮弧形连线的上 2/3 与下 1/3 的交点处
颅息	在头部，角孙与翳风沿耳轮弧形连线的上 1/3 与下 2/3 的交点处
角孙	在头部，耳尖正对发际处
耳门	在耳区，耳屏上切迹与下颌骨髁突之间的凹陷中
耳和髎	在头部，鬓发后缘，耳郭根的前方，颞浅动脉的后缘
丝竹空	在面部，眉梢凹陷中
瞳子髎	在面部，目外眦外侧 0.5 寸凹陷中
听会	在面部，耳屏间切迹与下颌骨髁突之间的凹陷中
上关	在面部，颧弓上缘中央凹陷中

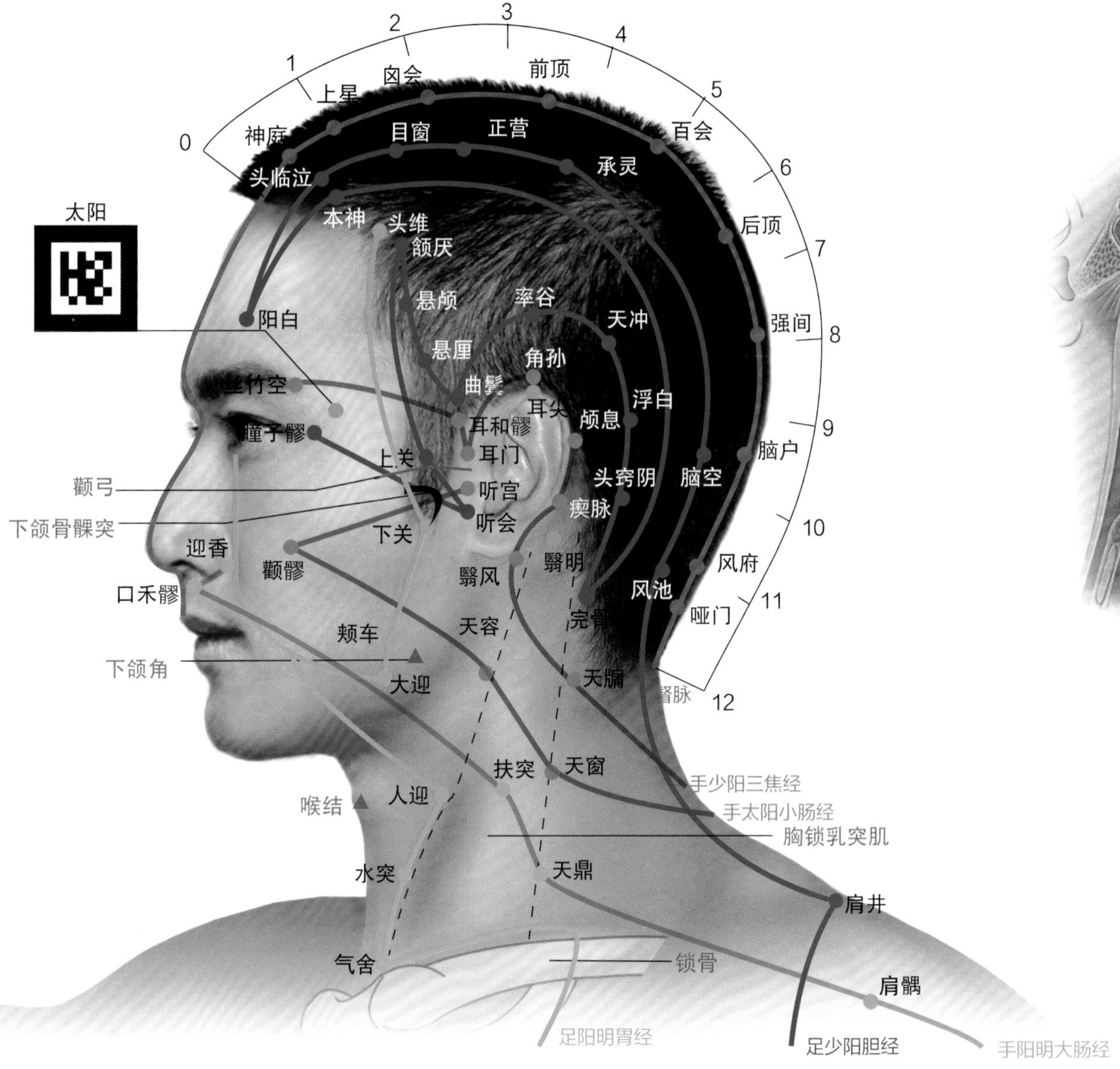

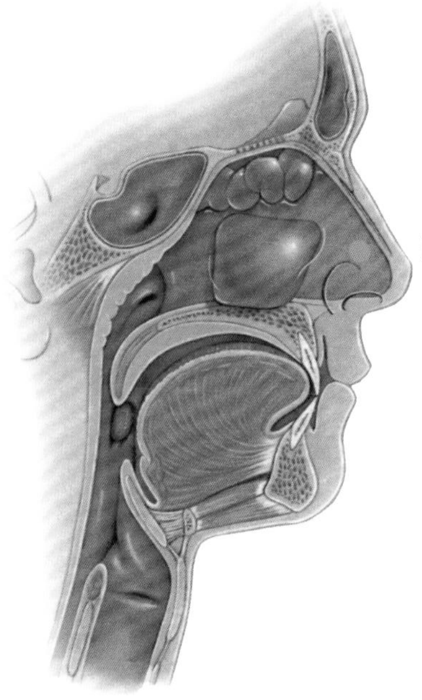

●手阳明大肠经
●足阳明胃经
●手太阳小肠经
●手少阳三焦经
●足少阳胆经
●督脉
●经外奇穴

续表

穴位	定位
颔厌	在头部，从头维至曲鬓的弧形连线（其弧度与鬓发弧度相应）的上 1/4 与下 3/4 交点处
悬颅	在头部，从头维至曲鬓的弧形连线（其弧度与鬓发弧度相应）的中点处
悬厘	在头部，从头维至曲鬓的弧形连线（其弧度与鬓发弧度相应）的上 3/4 与下 1/4 交点处
曲鬓	在头部，耳前鬓角发际后缘与耳尖水平线的交点处
率谷	在头部，耳尖直上入发际 1.5 寸
天冲	在头部，耳根后缘直上，入发际 2 寸
浮白	在头部，耳后乳突的后上方，从天冲至完骨的弧形连线（其弧度与耳郭弧度相应）的上 1/3 与下 2/3 交点处
头窍阴	在头部，耳后乳突的后上方，从天冲至完骨的弧形连线（其弧度与耳郭弧度相应）的上 2/3 与下 1/3 交点处
完骨	在头部，耳后乳突的后下方凹陷中
本神	在头部，前发际上 0.5 寸，头正中线旁开 3 寸
阳白	在头部，眉上 1 寸，瞳孔直上
头临泣	在头部，前发际上 0.5 寸，瞳孔直上
目窗	在头部，前发际上 1.5 寸，瞳孔直上
正营	在头部，前发际上 2.5 寸，瞳孔直上
承灵	在头部，前发际上 4 寸，瞳孔直上
脑空	在头部，横平枕外隆凸的上缘，风池直上
风池	在颈后区，枕骨之下，胸锁乳突肌上端与斜方肌上端之间的凹陷中
肩井	在肩胛区，第 7 颈椎棘突与肩峰最外侧点连线的中点

穴位	定位
大椎	在脊柱区，第 7 颈椎棘突下凹陷中，后正中线上
哑门	在颈后区，第 2 颈椎棘突上际凹陷中，后正中线上
风府	在颈后区，枕外隆凸直下，两侧斜方肌之间凹陷中
脑户	在头部，枕外隆凸的上缘凹陷中
强间	在头部，后发际正中直上 4 寸
后顶	在头部，后发际正中直上 5.5 寸
百会	在头部，前发际正中直上 5 寸
前顶	在头部，前发际正中直上 3.5 寸
囟会	在头部，前发际正中直上 2 寸
上星	在头部，前发际正中直上 1 寸
神庭	在头部，前发际正中直上 0.5 寸
素髎	在面部，鼻尖的正中央
水沟	在面部，人中沟的上 1/3 与中 1/3 交点处
兑端	在面部，上唇结节的中点
龈交	在上唇内，上唇系带与上齿龈的交点
印堂	在头部，两眉毛内侧端中间的凹陷中
天突	在颈前区，胸骨上窝中央，前正中线上
廉泉	在颈前区，喉结上方，舌骨上缘凹陷中，前正中线上
承浆	在面部，颏唇沟的正中凹陷处

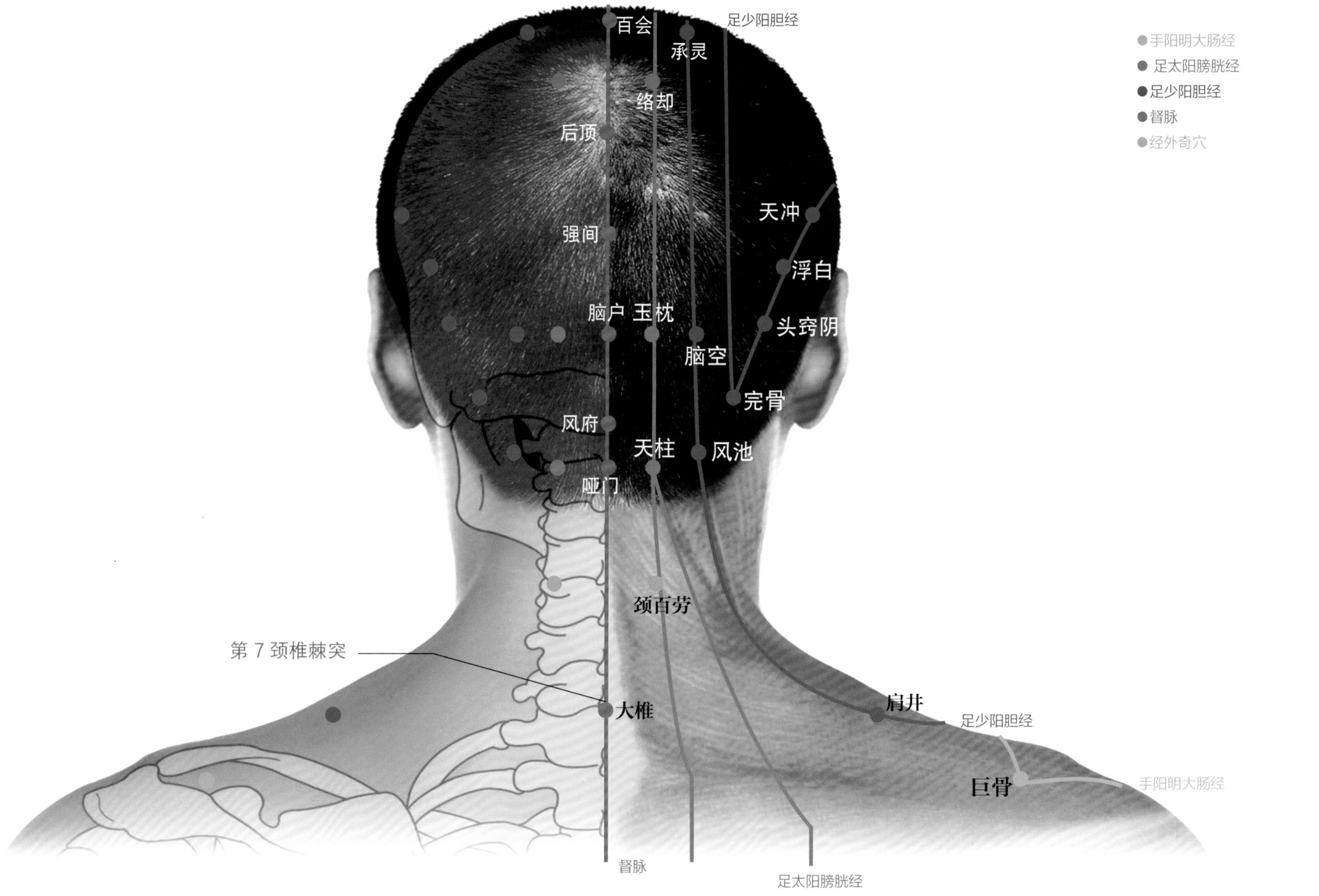
手阳明大肠经
足太阳膀胱经
足少阳胆经
督脉
经外奇穴
百会
承灵
足少阳胆经
络却
后顶
强间
天冲
浮白
脑户
玉枕
头窍阴
脑空
完骨
风府
天柱
风池
哑门
颈百劳
第 7 颈椎棘突
大椎
肩井
足少阳胆经
巨骨
手阳明大肠经
督脉
足太阳膀胱经

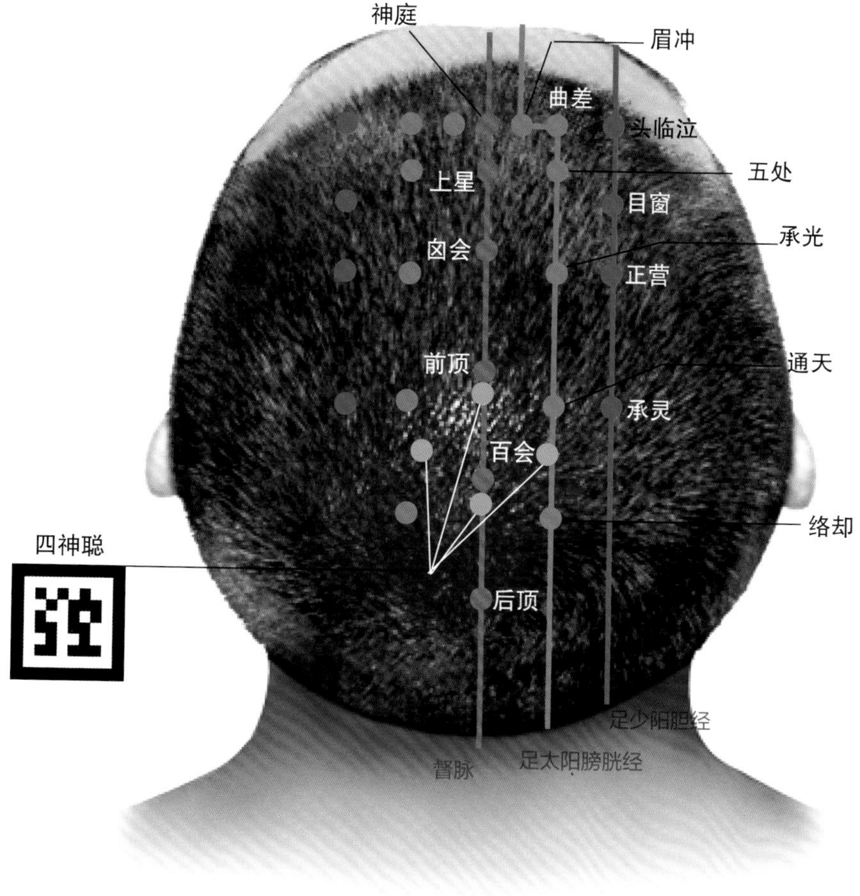

续表

穴位	定位
四神聪	在头部，百会前后左右各旁开 1 寸，共 4 穴
当阳	在头部，瞳孔直上，前发际上 1 寸
鱼腰	在头部，瞳孔直上，眉毛中
太阳	在头部，眉梢与目外眦之间，向后约一横指的凹陷中
耳尖	在耳区，在外耳轮的最高点
球后	在面部，眶下缘外 1/4 与内 3/4 交界处
上迎香	在面部，鼻翼软骨与鼻甲的交界处，近鼻唇沟上端处
内迎香	在鼻孔处，鼻翼软骨与鼻甲交界的黏膜处
聚泉	在口腔内，舌背正中缝的中点处
海泉	在口腔内，舌下系带中点处
金津	在口腔内，舌下系带左侧的静脉上
玉液	在口腔内，舌下系带右侧的静脉上
翳明	在颈部，翳风后 1 寸
颈百劳	在颈部，第 7 颈椎棘突直上 2 寸，后正中线旁开 1 寸

胸腹部穴位

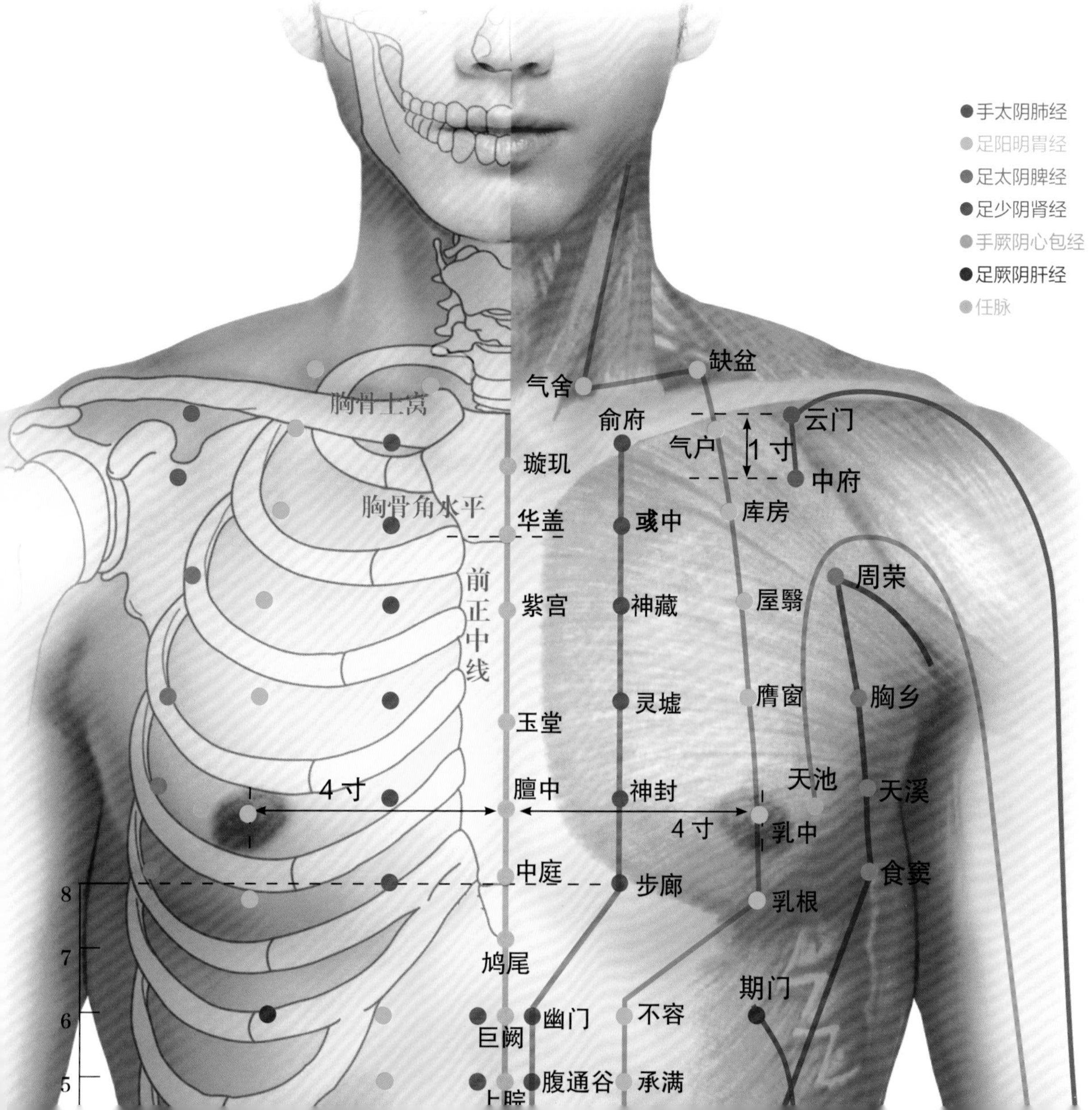

穴位	定位
中府	在胸部，横平第 1 肋间隙，锁骨下窝外侧，前正中线旁开 6 寸
云门	在胸部，锁骨下窝凹陷中，肩胛骨喙突内缘，前正中线旁开 6 寸
缺盆	在颈外侧区，锁骨上大窝，锁骨上缘凹陷中，前正中线旁开 4 寸
气户	在胸部，锁骨下缘，前正中线旁开 4 寸
库房	在胸部，第 1 肋间隙，前正中线旁开 4 寸
屋翳	在胸部，第 2 肋间隙，前正中线旁开 4 寸
膺窗	在胸部，第 3 肋间隙，前正中线旁开 4 寸
乳中	在胸部，乳头中央
乳根	在胸部，第 5 肋间隙，前正中线旁开 4 寸
不容	在上腹部，脐中上 6 寸，前正中线旁开 2 寸
承满	在上腹部，脐中上 5 寸，前正中线旁开 2 寸
梁门	在上腹部，脐中上 4 寸，前正中线旁开 2 寸
关门	在上腹部，脐中上 3 寸，前正中线旁开 2 寸
太乙	在上腹部，脐中上 2 寸，前正中线旁开 2 寸
滑肉门	在上腹部，脐中上 1 寸，前正中线旁开 2 寸
天枢	在腹部，横平脐中，前正中线旁开 2 寸
外陵	在下腹部，脐中下 1 寸，前正中线旁开 2 寸
大巨	在下腹部，脐中下 2 寸，前正中线旁开 2 寸
水道	在下腹部，脐中下 3 寸，前正中线旁开 2 寸
归来	在下腹部，脐中下 4 寸，前正中线旁开 2 寸
气冲	在腹股沟区，耻骨联合上缘，前正中线旁开 2 寸，动脉搏动处

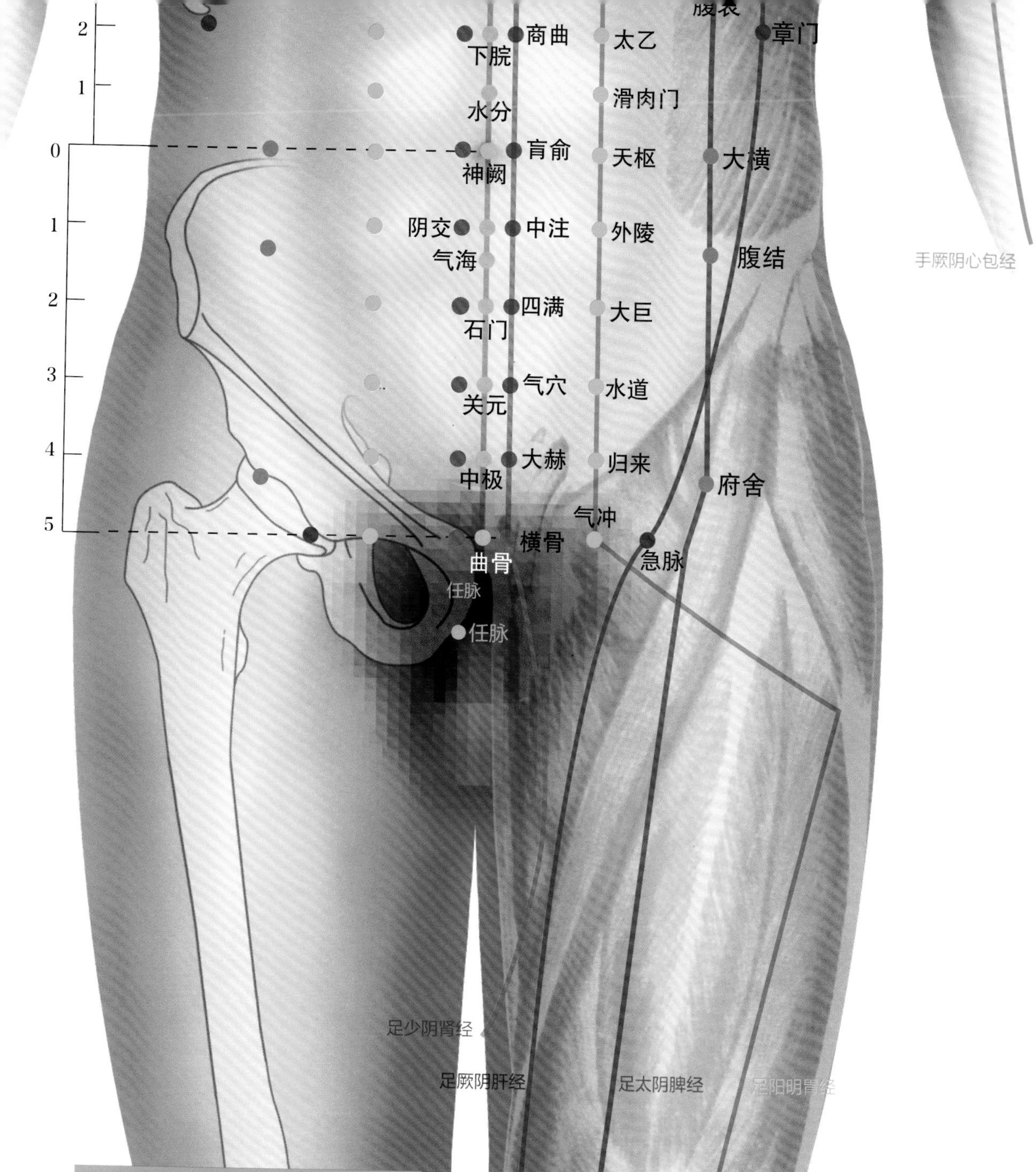

续表

穴位	定位
府舍	在下腹部，脐中下 4.3 寸，前正中线旁开 4 寸
腹结	在下腹部，脐中下 1.3 寸，前正中线旁开 4 寸
大横	在腹部，脐中旁开 4 寸
腹哀	在上腹部，脐中上 3 寸，前正中线旁开 4 寸
食窦	在胸部，第 5 肋间隙，前正中线旁开 6 寸
天溪	在胸部，第 4 肋间隙，前正中线旁开 6 寸
胸乡	在胸部，第 3 肋间隙，前正中线旁开 6 寸
周荣	在胸部，第 2 肋间隙，前正中线旁开 6 寸
大包	在胸外侧区，第 6 肋间隙，在腋中线上
横骨	在下腹部，脐中下 5 寸，前正中线旁开 0.5 寸
大赫	在下腹部，脐中下 4 寸，前正中线旁开 0.5 寸
气穴	在下腹部，脐中下 3 寸，前正中线旁开 0.5 寸
四满	在下腹部，脐中下 2 寸，前正中线旁开 0.5 寸
中注	在下腹部，脐中下 1 寸，前正中线旁开 0.5 寸
肓俞	在腹部，脐中旁开 0.5 寸
商曲	在上腹部，脐中上 2 寸，前正中线旁开 0.5 寸
石关	在上腹部，脐中上 3 寸，前正中线旁开 0.5 寸
阴都	在上腹部，脐中上 4 寸，前正中线旁开 0.5 寸
腹通谷	在上腹部，脐中上 5 寸，前正中线旁开 0.5 寸
幽门	在上腹部，脐中上 6 寸，前正中线旁开 0.5 寸
步廊	在胸部，第 5 肋间隙，前正中线旁开 2 寸
神封	在胸部，第 4 肋间隙，前正中线旁开 2 寸
灵墟	在胸部，第 3 肋间隙，前正中线旁开 2 寸
神藏	在胸部，第 2 肋间隙，前正中线旁开 2 寸
彧中	在胸部，第 1 肋间隙，前正中线旁开 2 寸
俞府	在胸部，锁骨下缘，前正中线旁开 2 寸

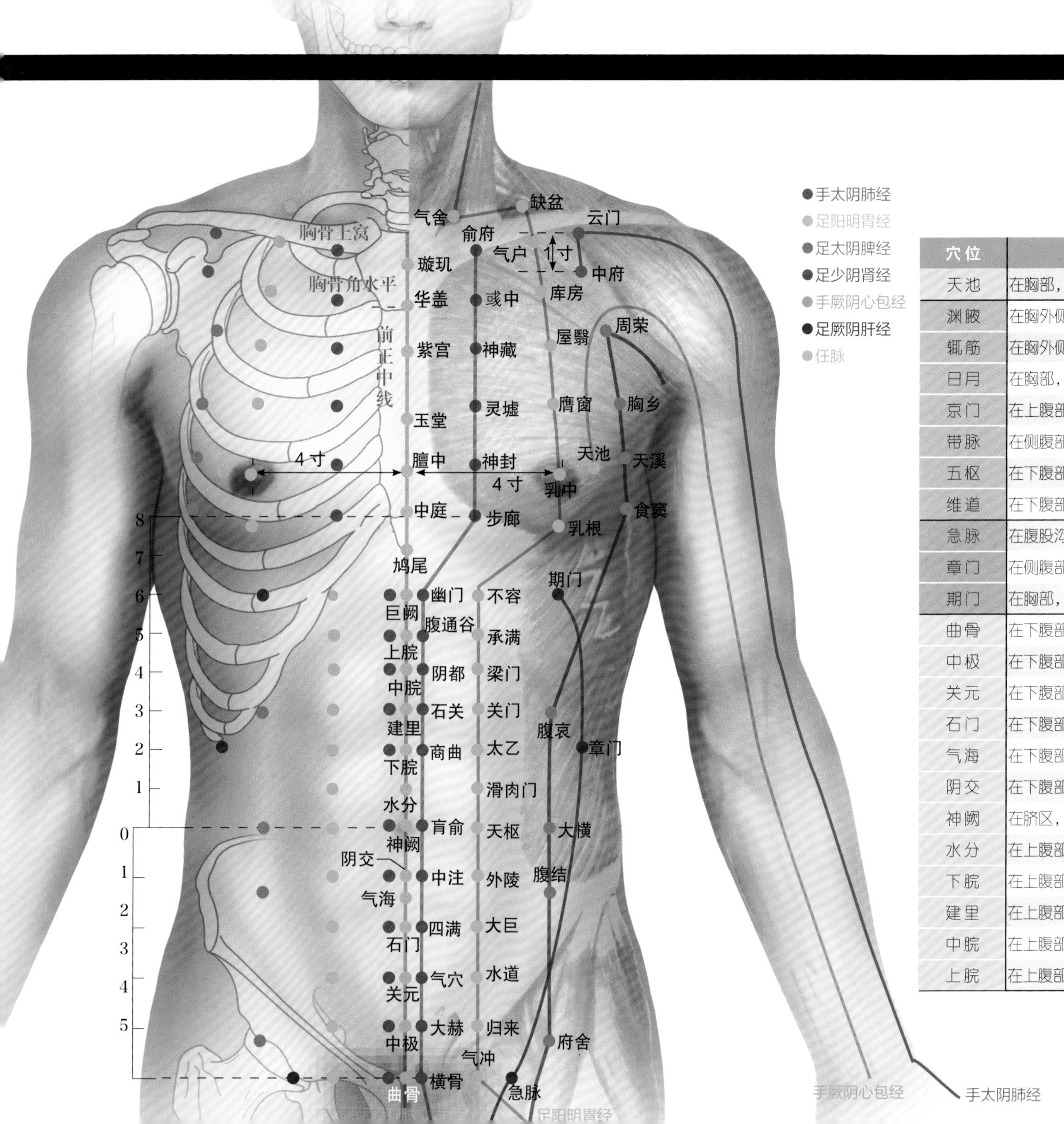

续表

穴位	定位
天池	在胸部，第 4 肋间隙，前正中线旁开 5 寸
渊腋	在胸外侧区，第 4 肋间隙中，在腋中线上
辄筋	在胸外侧区，第 4 肋间隙中，在腋中线前 1 寸
日月	在胸部，第 7 肋间隙，前正中线旁开 4 寸
京门	在上腹部，第 12 肋骨游离端的下际
带脉	在侧腹部，第 11 肋骨游离端垂线与脐水平线的交点上
五枢	在下腹部，横平脐下 3 寸，髂前上棘内侧
维道	在下腹部，髂前上棘内下 0.5 寸
急脉	在腹股沟区，横平耻骨联合上缘，前正中线旁开 2.5 寸
章门	在侧腹部，在第 11 肋游离端的下际
期门	在胸部，第 6 肋间隙，前正中线旁开 4 寸
曲骨	在下腹部，耻骨联合上缘，前正中线上
中极	在下腹部，脐中下 4 寸，前正中线上
关元	在下腹部，脐中下 3 寸，前正中线上
石门	在下腹部，脐中下 2 寸，前正中线上
气海	在下腹部，脐中下 1.5 寸，前正中线上
阴交	在下腹部，脐中下 1 寸，前正中线上
神阙	在脐区，脐中央
水分	在上腹部，脐中上 1 寸，前正中线上
下脘	在上腹部，脐中上 2 寸，前正中线上
建里	在上腹部，脐中上 3 寸，前正中线上
中脘	在上腹部，脐中上 4 寸，前正中线上
上脘	在上腹部，脐中上 5 寸，前正中线上

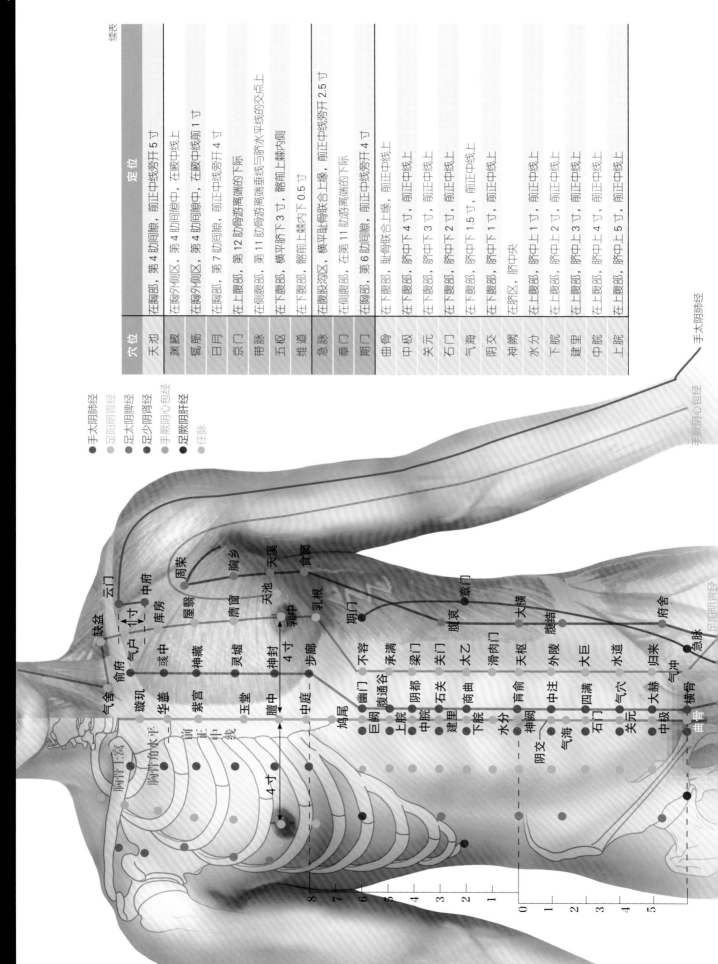

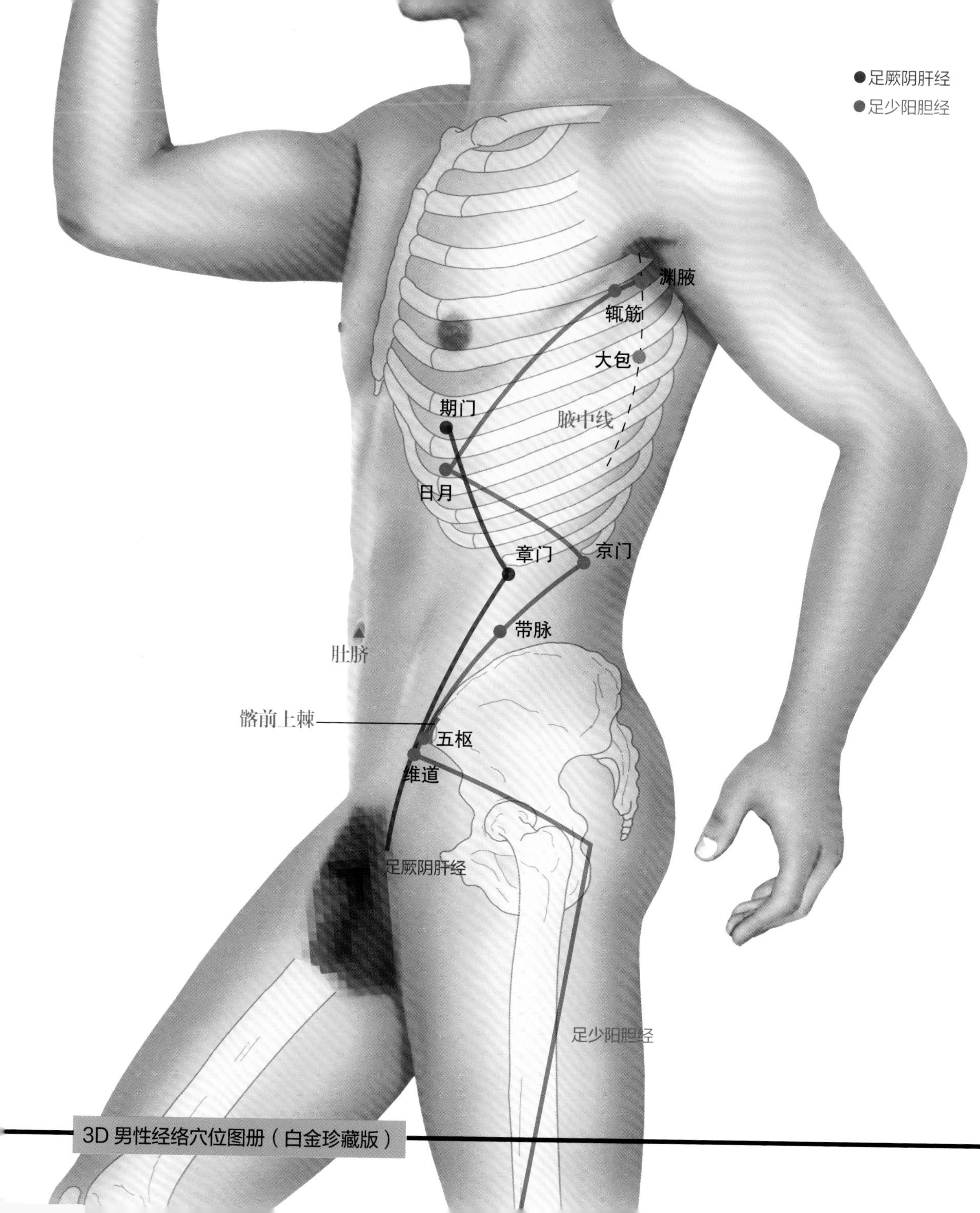

续表

穴位	定位
巨阙	在上腹部，脐中上 6 寸，前正中线上
鸠尾	在上腹部，剑胸结合部下 1 寸，前正中线上
中庭	在胸部，剑胸结合中点处，前正中线上
膻中	在胸部，横平第 4 肋间隙，前正中线上
玉堂	在胸部，横平第 3 肋间隙，前正中线上
紫宫	在胸部，横平第 2 肋间隙，前正中线上
华盖	在胸部，横平第 1 肋间隙，前正中线上
璇玑	在胸部，胸骨上窝下 1 寸，前正中线上

腰背臀部穴位

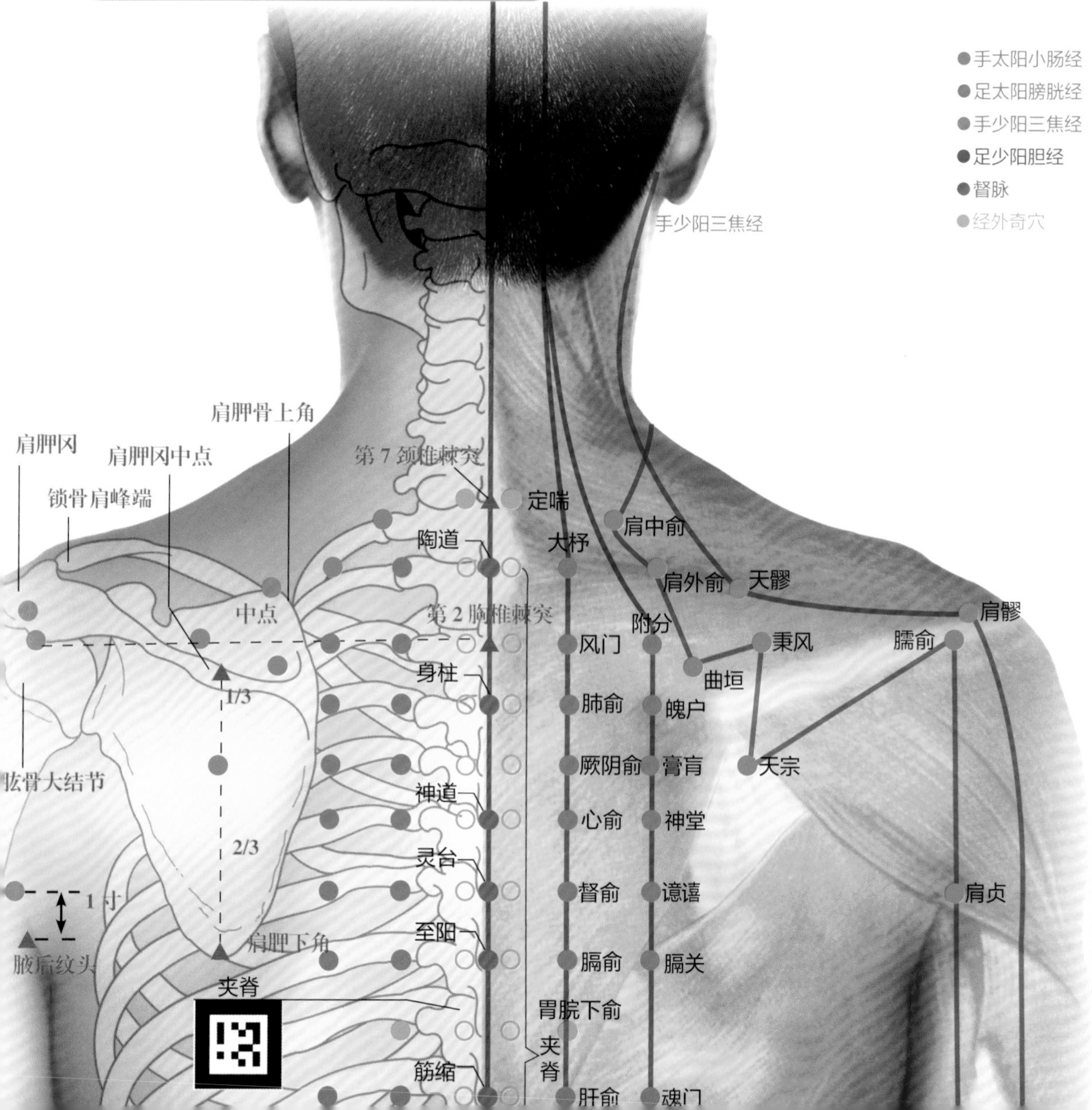

穴位	定位
肩贞	在肩胛区，肩关节后下方，腋后纹头直上 1 寸
臑俞	在肩胛区，腋后纹头直上，肩胛冈下缘凹陷中
天宗	在肩胛区，肩胛冈中点与肩胛下角连线上 1/3 与下 2/3 交点凹陷中
秉风	在肩胛区，肩胛冈中点上方冈上窝中
曲垣	在肩胛区，肩胛冈内侧端上缘凹陷中
肩外俞	在脊柱区，第 1 胸椎棘突下，后正中线旁开 3 寸
肩中俞	在脊柱区，第 7 颈椎棘突下，后正中线旁开 2 寸
大杼	在脊柱区，第 1 胸椎棘突下，后正中线旁开 1.5 寸
风门	在脊柱区，第 2 胸椎棘突下，后正中线旁开 1.5 寸
肺俞	在脊柱区，第 3 胸椎棘突下，后正中线旁开 1.5 寸
厥阴俞	在脊柱区，第 4 胸椎棘突下，后正中线旁开 1.5 寸
心俞	在脊柱区，第 5 胸椎棘突下，后正中线旁开 1.5 寸
督俞	在脊柱区，第 6 胸椎棘突下，后正中线旁开 1.5 寸
膈俞	在脊柱区，第 7 胸椎棘突下，后正中线旁开 1.5 寸
肝俞	在脊柱区，第 9 胸椎棘突下，后正中线旁开 1.5 寸
胆俞	在脊柱区，第 10 胸椎棘突下，后正中线旁开 1.5 寸
脾俞	在脊柱区，第 11 胸椎棘突下，后正中线旁开 1.5 寸
胃俞	在脊柱区，第 12 胸椎棘突下，后正中线旁开 1.5 寸
三焦俞	在脊柱区，第 1 腰椎棘突下，后正中线旁开 1.5 寸
肾俞	在脊柱区，第 2 腰椎棘突下，后正中线旁开 1.5 寸
气海俞	在脊柱区，第 3 腰椎棘突下，后正中线旁开 1.5 寸

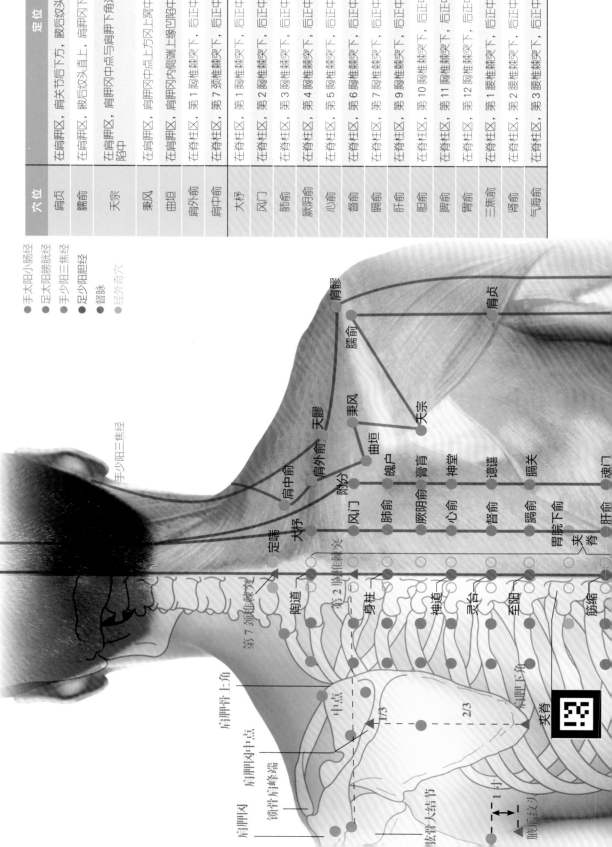

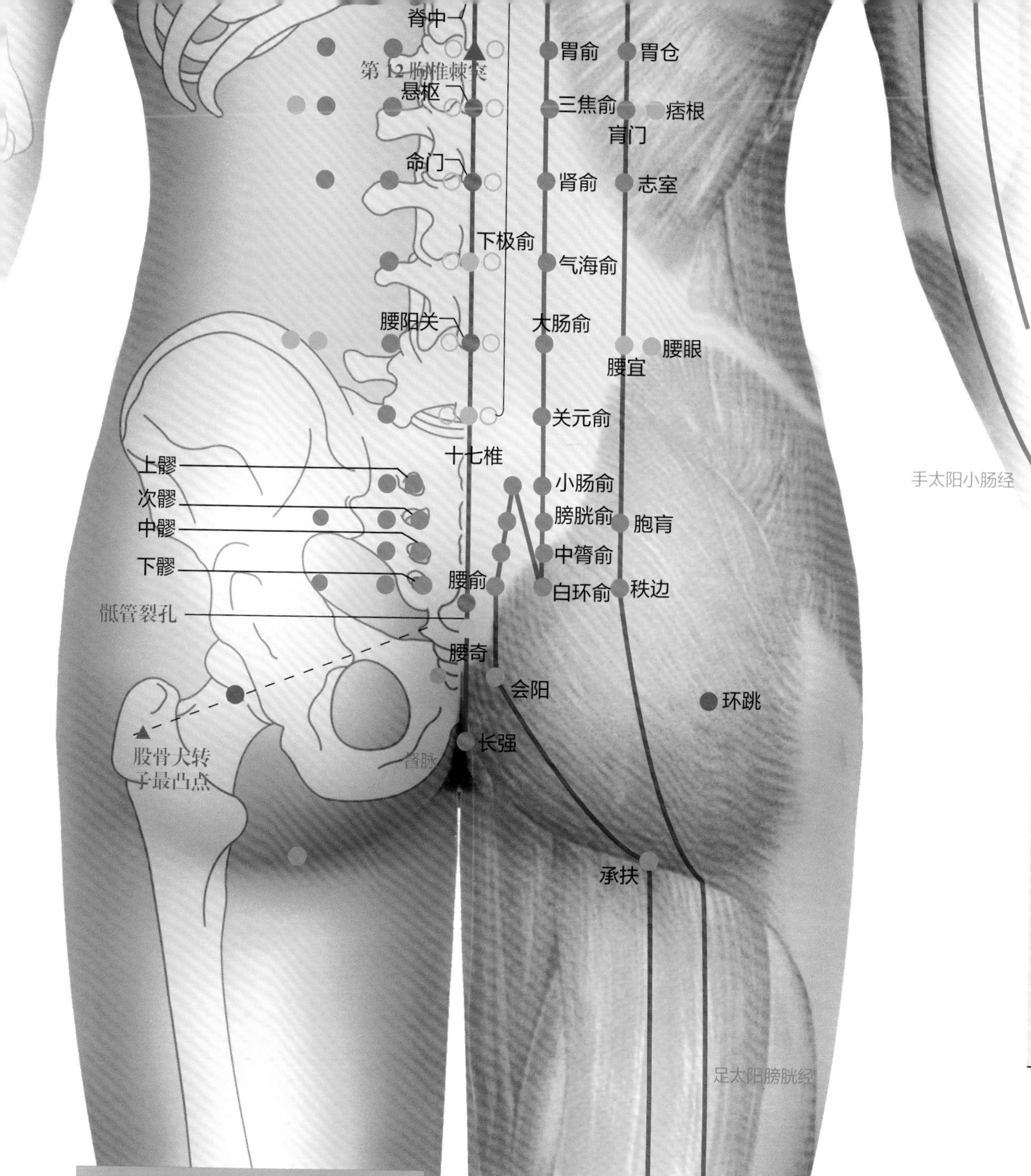

续表

穴位	定位
大肠俞	在脊柱区，第 4 腰椎棘突下，后正中线旁开 1.5 寸
关元俞	在脊柱区，第 5 腰椎棘突下，后正中线旁开 1.5 寸
小肠俞	在骶区，横平第 1 骶后孔，骶正中嵴旁开 1.5 寸
膀胱俞	在骶区，横平第 2 骶后孔，骶正中嵴旁开 1.5 寸
中膂俞	在骶区，横平第 3 骶后孔，骶正中嵴旁开 1.5 寸
白环俞	在骶区，横平第 4 骶后孔，骶正中嵴旁开 1.5 寸
上髎	在骶区，正对第 1 骶后孔处
次髎	在骶部，正对第 2 骶后孔中
中髎	在骶部，正对第 3 骶后孔中
下髎	在骶部，正对第 4 骶后孔中
会阳	在骶区，尾骨端旁开 0.5 寸
承扶	在股后区，臀沟的中点
附分	在脊柱区，第 2 胸椎棘突下，后正中线旁开 3 寸
魄户	在脊柱区，第 3 胸椎棘突下，后正中线旁开 3 寸
膏肓	在脊柱区，第 4 胸椎棘突下，后正中线旁开 3 寸
神堂	在脊柱区，第 5 胸椎棘突下，后正中线旁开 3 寸
譩譆	在脊柱区，第 6 胸椎棘突下，后正中线旁开 3 寸
膈关	在脊柱区，第 7 胸椎棘突下，后正中线旁开 3 寸
魂门	在脊柱区，第 9 胸椎棘突下，后正中线旁开 3 寸
阳纲	在脊柱区，第 10 胸椎棘突下，后正中线旁开 3 寸
意舍	在脊柱区，第 11 胸椎棘突下，后正中线旁开 3 寸
胃仓	在脊柱区，第 12 胸椎棘突下，后正中线旁开 3 寸
肓门	在腰区，第 1 腰椎棘突下，后正中线旁开 3 寸
志室	在腰区，第 2 腰椎棘突下，后正中线旁开 3 寸
胞肓	在骶区，横平第 2 骶后孔，骶正中嵴旁开 3 寸
秩边	在骶区，横平第 4 骶后孔，骶正中嵴旁开 3 寸

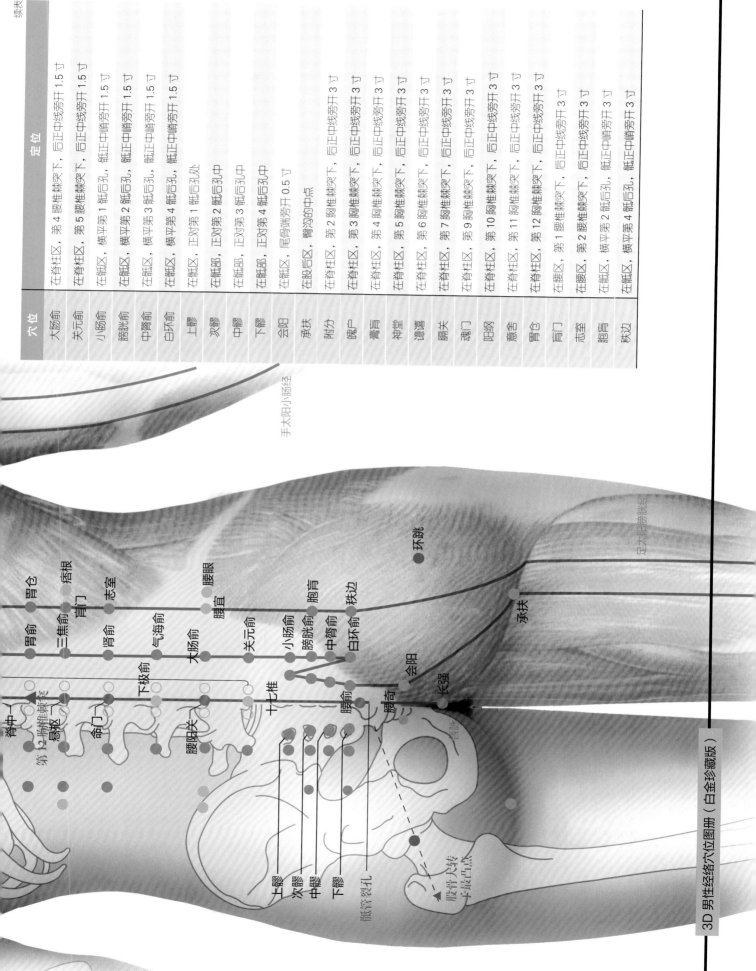

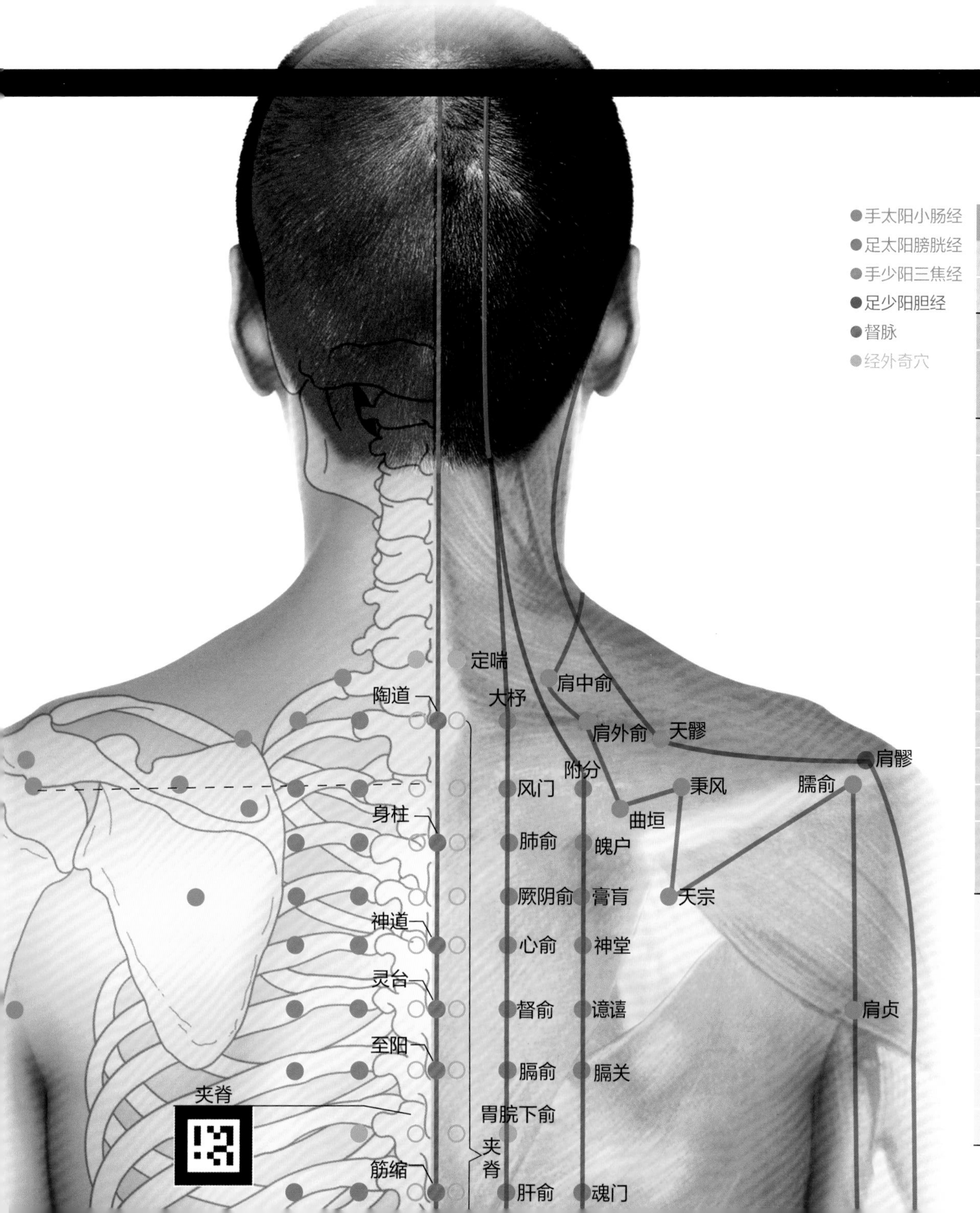

●手太阳小肠经
●足太阳膀胱经
●手少阳三焦经
●足少阳胆经
●督脉
●经外奇穴

续表

穴位	定位
肩髎	在三角肌区，肩峰角与肱骨大结节两骨间凹陷中
天髎	在肩胛区，肩胛骨上角骨际凹陷中
居髎	在臀区，髂前上棘与股骨大转子最凸点连线的中点处
环跳	在臀区，股骨大转子最凸点与骶管裂孔连线的外 1/3 与内 2/3 交点处
长强	在会阴部，尾骨下方，尾骨端与肛门连线的中点处
腰俞	在骶区，正对骶管裂孔，后正中线上
腰阳关	在脊柱区，第 4 腰椎棘突下凹陷中，后正中线上
命门	在脊柱区，第 2 腰椎棘突下凹陷中，后正中线上
悬枢	在脊柱区，第 1 腰椎棘突下凹陷中，后正中线上
脊中	在脊柱区，第 11 胸椎棘突下凹陷中，后正中线上
中枢	在脊柱区，第 10 胸椎棘突下凹陷中，后正中线上
筋缩	在脊柱区，第 9 胸椎棘突下凹陷中，后正中线上
至阳	在脊柱区，第 7 胸椎棘突下凹陷中，后正中线上
灵台	在脊柱区，第 6 胸椎棘突下凹陷中，后正中线上
神道	在脊柱区，第 5 胸椎棘突下凹陷中，后正中线上
身柱	在脊柱区，第 3 胸椎棘突下凹陷中，后正中线上
陶道	在脊柱区，第 1 胸椎棘突下凹陷中，后正中线上
定喘	在脊柱区，横平第 7 颈椎棘突下，后正中线旁开 0.5 寸
夹脊	在脊柱区，第 1 胸椎至第 5 腰椎棘突下两侧，后正中线旁开 0.5 寸，一侧 17 穴
胃脘下俞	在脊柱区，横平第 8 胸椎棘突下，后正中线旁开 1.5 寸
痞根	在腰区，横平第 1 腰椎棘突下，后正中线旁开 3.5 寸
下极俞	在腰区，第 3 腰椎棘突下
腰宜	在腰区，横平第 4 腰椎棘突下，后正中线旁开 3 寸

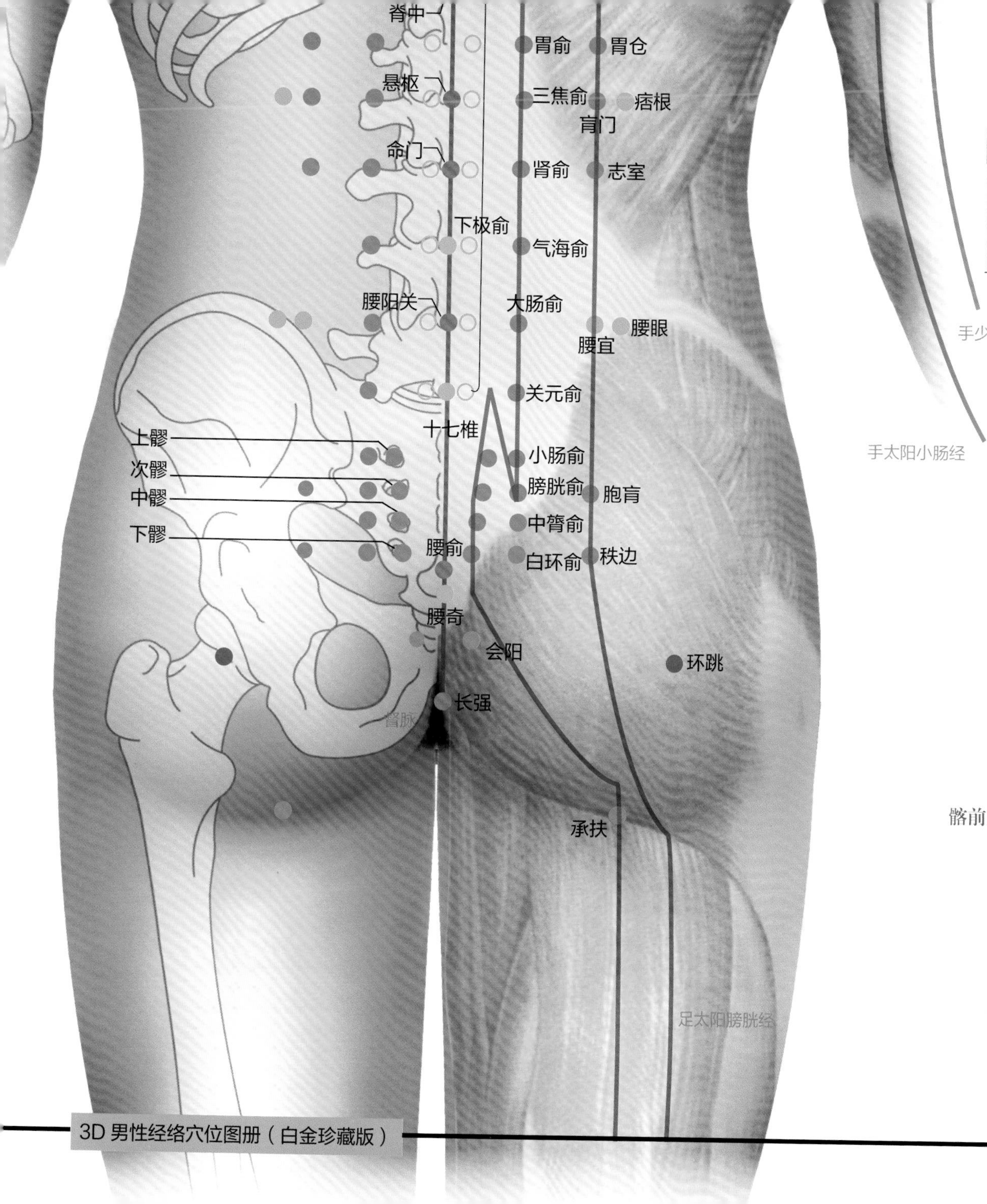

续表

穴位	定位
腰眼	在腰区，横平第 4 腰椎棘突下，后正中线旁开约 3.5 寸凹陷中
十七椎	在腰区，第 5 腰椎棘突下凹陷中
腰奇	在骶区，尾骨端直上 2 寸，骶角之间凹陷中

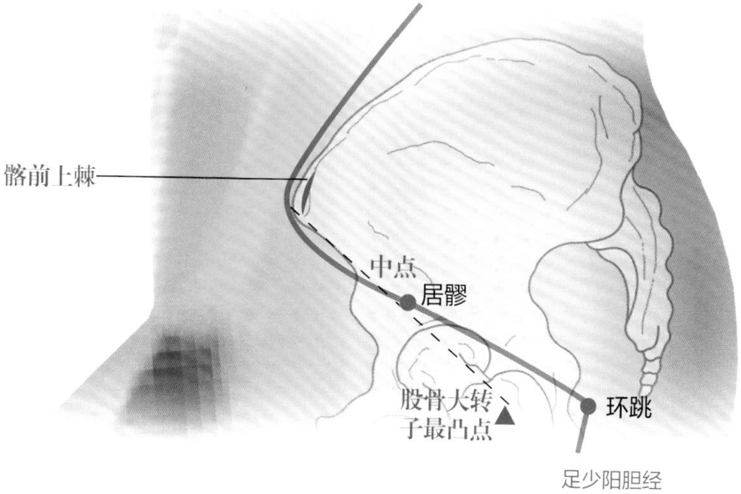

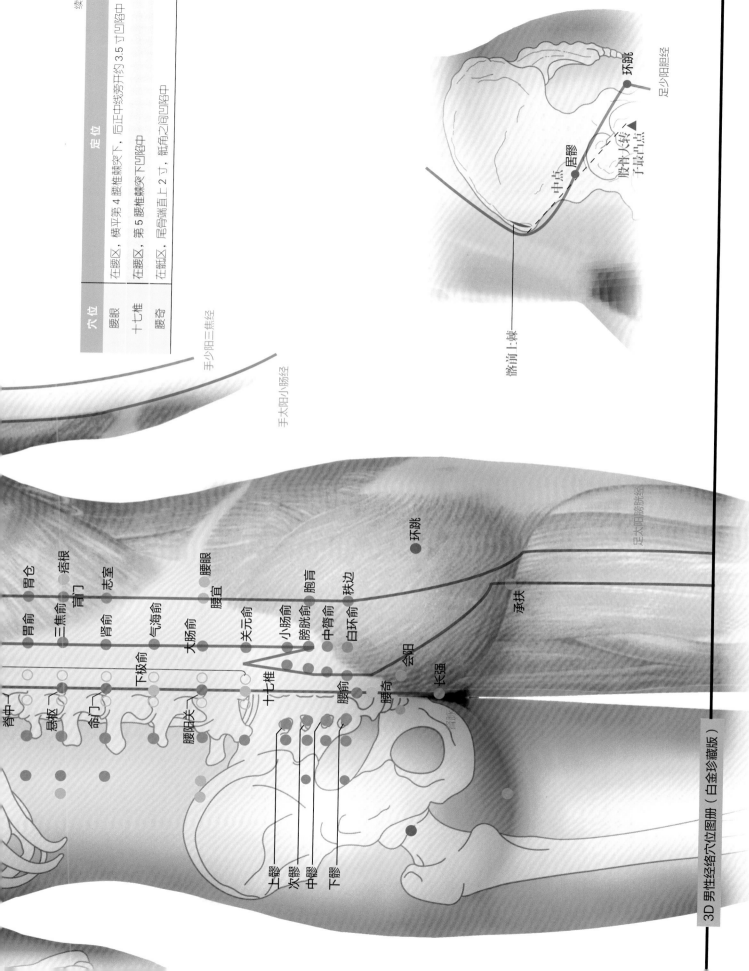

上肢部穴位

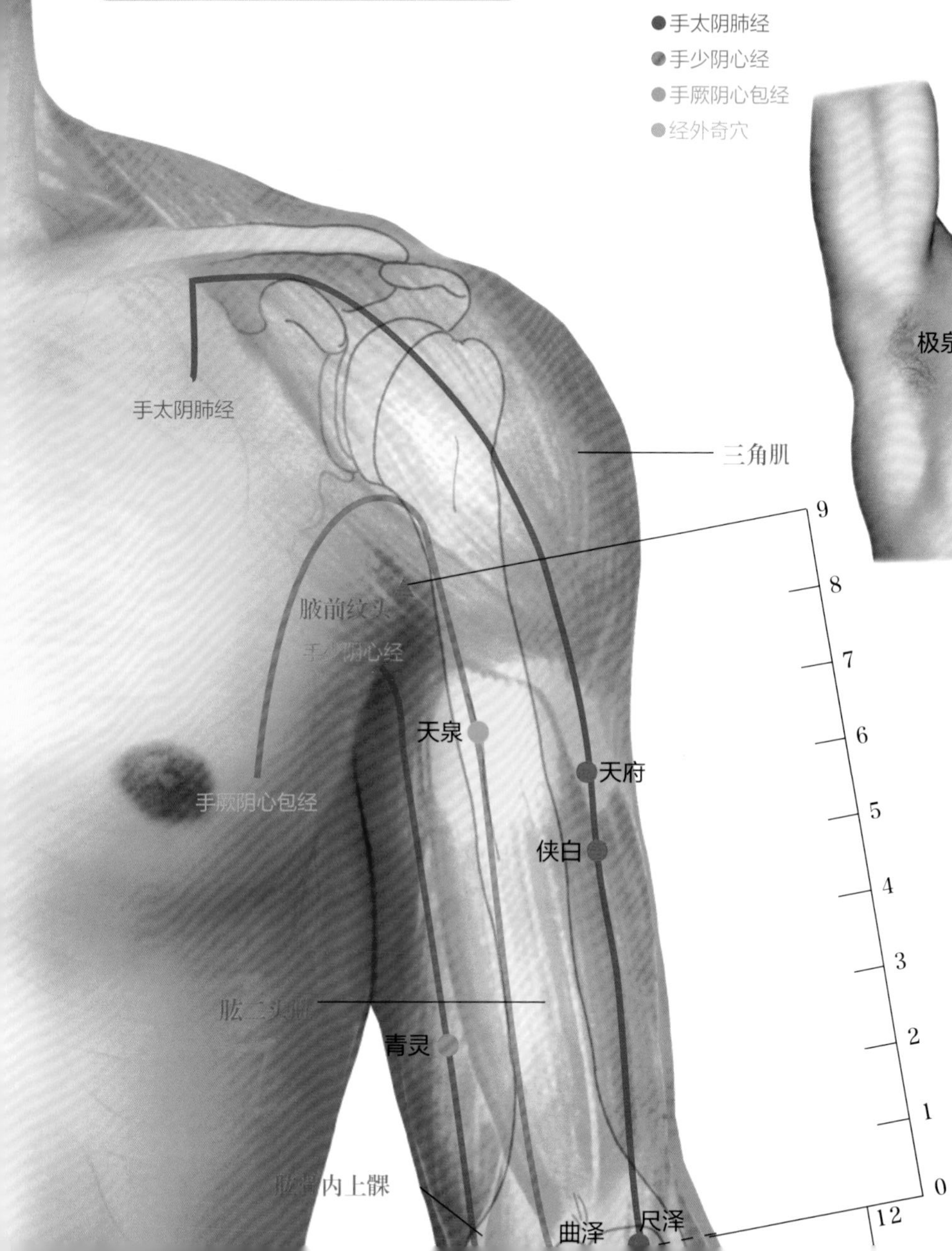

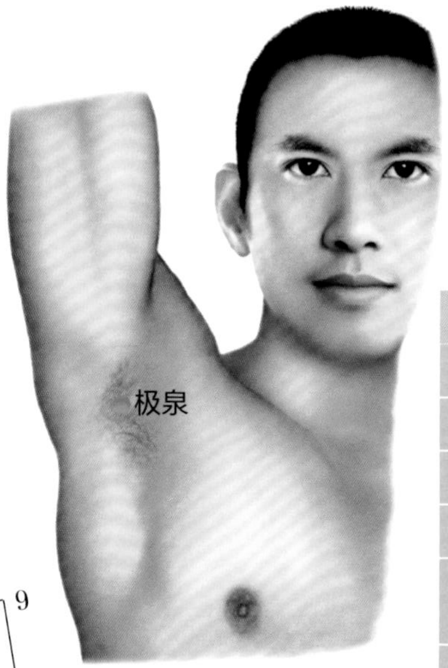

穴位	定位
天府	在臂前区，腋前纹头下 3 寸，肱二头肌桡侧缘处
侠白	在臂前区，腋前纹头下 4 寸处，肱二头肌桡侧缘处
尺泽	在肘区，肘横纹上，肱二头肌腱桡侧缘凹陷中
孔最	在前臂前区，腕掌侧远端横纹上 7 寸，尺泽与太渊连线上
列缺	在前臂，腕掌侧远端横纹上 1.5 寸，拇短伸肌腱与拇长展肌腱之间，拇长展肌腱沟的凹陷中
经渠	在前臂前区，腕掌侧远端横纹上 1 寸，桡骨茎突与桡动脉之间
太渊	在腕前区，桡骨茎突与舟状骨之间，拇长展肌腱尺侧凹陷中
鱼际	在手外侧，第 1 掌骨桡侧中点赤白肉际处
少商	在手指，拇指末节桡侧，指甲根角侧上方 0.1 寸（指寸）
极泉	在腋区，腋窝中央，腋动脉搏动处
青灵	在臂前区，肘横纹上 3 寸，肱二头肌的内侧沟中
少海	在肘前区，横平肘横纹，肱骨内上髁前缘
灵道	在前臂前区，腕掌侧远端横纹上 1.5 寸，尺侧腕屈肌腱的桡侧缘
通里	在前臂前区，腕掌侧远端横纹上 1 寸，尺侧腕屈肌腱的桡侧缘
阴郄	在前臂前区，腕掌侧远端横纹上 0.5 寸，尺侧腕屈肌腱的桡侧缘
神门	在腕前区，腕掌侧远端横纹尺侧端，尺侧腕屈肌腱的桡侧缘
少府	在手掌，横平第 5 掌指关节近端，第 4、5 掌骨之间
少冲	小指末节桡侧，指甲根角侧上方 0.1 寸（指寸）

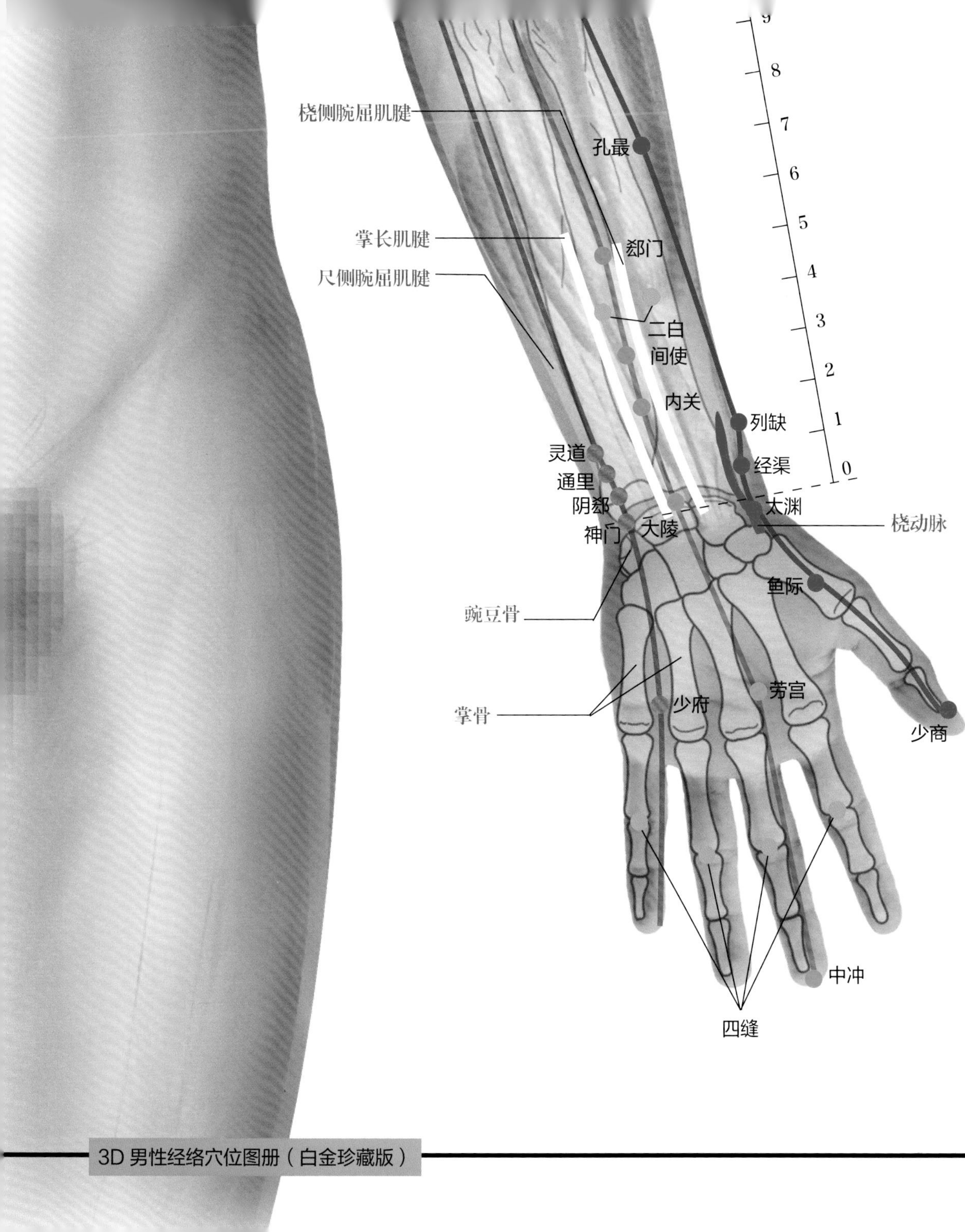

续表

穴位	定位
天泉	在臂前区，腋前纹头下 2 寸，肱二头肌的长、短头之间
曲泽	在肘前区，肘横纹上，肱二头肌腱的尺侧缘凹陷中
郄门	在前臂前区，腕掌侧远端横纹上 5 寸，掌长肌腱与桡侧腕屈肌腱之间
间使	在前臂前区，腕掌侧远端横纹上 3 寸，掌长肌腱与桡侧腕屈肌腱之间
内关	在前臂前区，腕掌侧远端横纹上 2 寸，掌长肌腱与桡侧腕屈肌腱之间
大陵	在腕前区，腕掌侧远端横纹中，掌长肌腱与桡侧腕屈肌腱之间
劳宫	在掌区，横平第 3 掌指关节近端，第 2、3 掌骨之间偏于第 3 掌骨
中冲	在手指，中指末节最高点
二白	在前臂前区，腕掌侧远端横纹上 4 寸，桡侧腕屈肌腱的两侧，左右上肢各 2 穴
四缝	在手指，第 2~5 指掌面的近侧指间关节横纹的中央，一手 4 穴

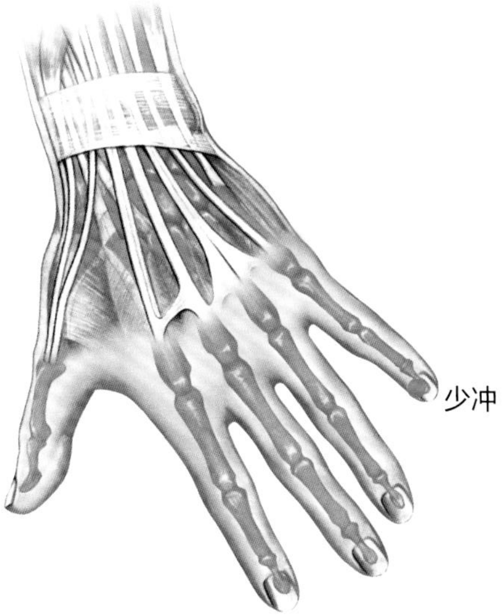

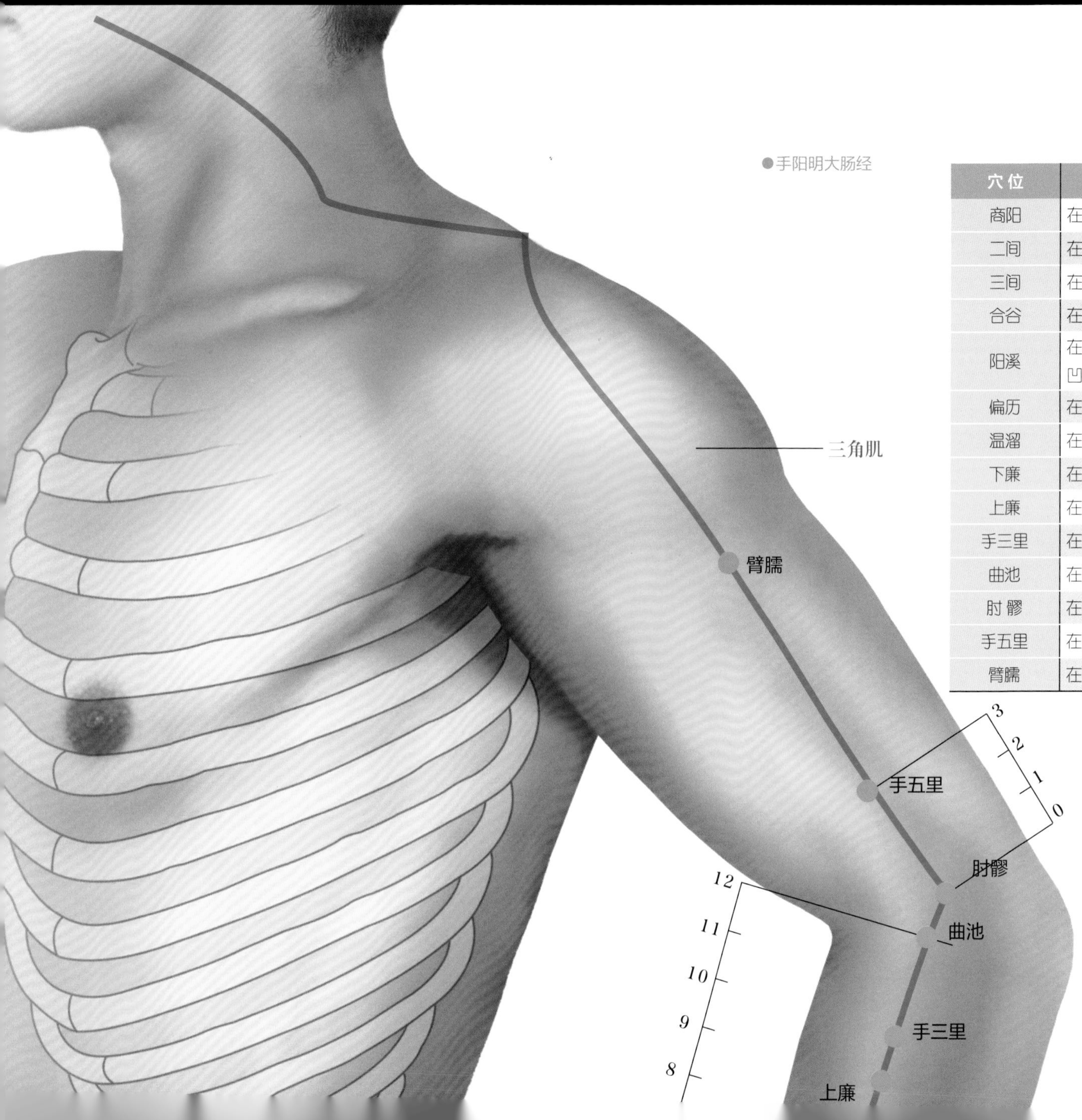

续表

穴位	定位
商阳	在手指，食指末节桡侧，指甲根角侧上方 0.1 寸（指寸）
二间	在手指，第 2 掌指关节桡侧远端赤白肉际处
三间	在手背，第 2 掌指关节桡侧近端凹陷处
合谷	在手背，第 2 掌骨桡侧的中点处
阳溪	在腕区，腕背侧远端横纹桡侧，桡骨茎突远端，解剖学“鼻烟窝”凹陷中
偏历	在前臂，腕背侧远端横纹上 3 寸，阳溪与曲池连线上
温溜	在前臂，腕背侧远端横纹上 5 寸，阳溪与曲池连线上
下廉	在前臂，肘横纹下 4 寸，阳溪与曲池连线上
上廉	在前臂，肘横纹下 3 寸，阳溪与曲池连线上
手三里	在前臂，肘横纹下 2 寸，阳溪与曲池连线上
曲池	在肘区，尺泽与肱骨外上髁连线的中点处
肘髎	在肘区，肱骨外上髁上缘，髁上嵴的前缘
手五里	在臂部，肘横纹上 3 寸处，曲池与肩髃连线上
臂臑	在臂部，曲池上 7 寸，三角肌前缘处

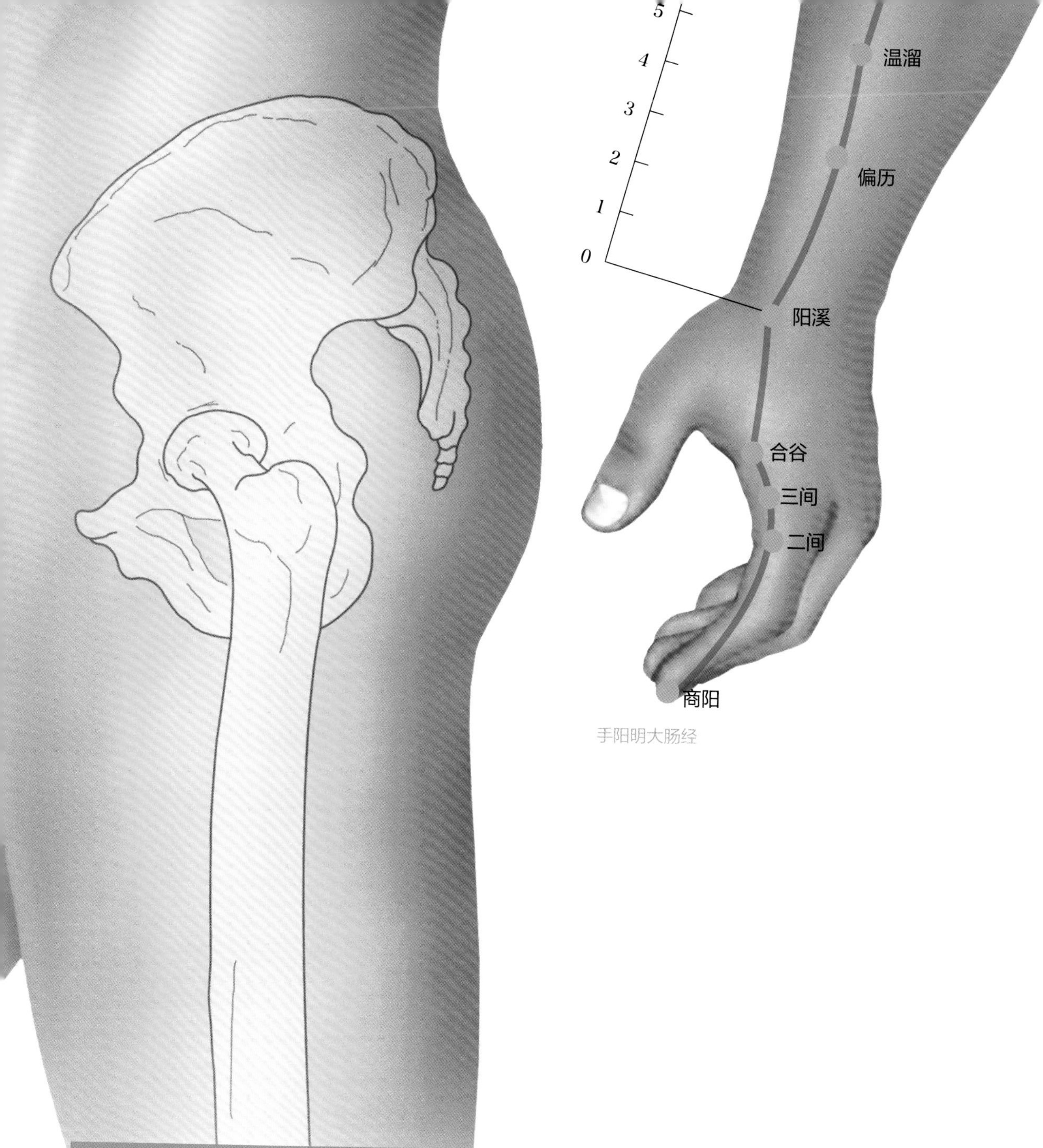
5
4
3
2
1
0
温溜
偏历
阳溪
合谷
三间
二间
商阳
手阳明大肠经

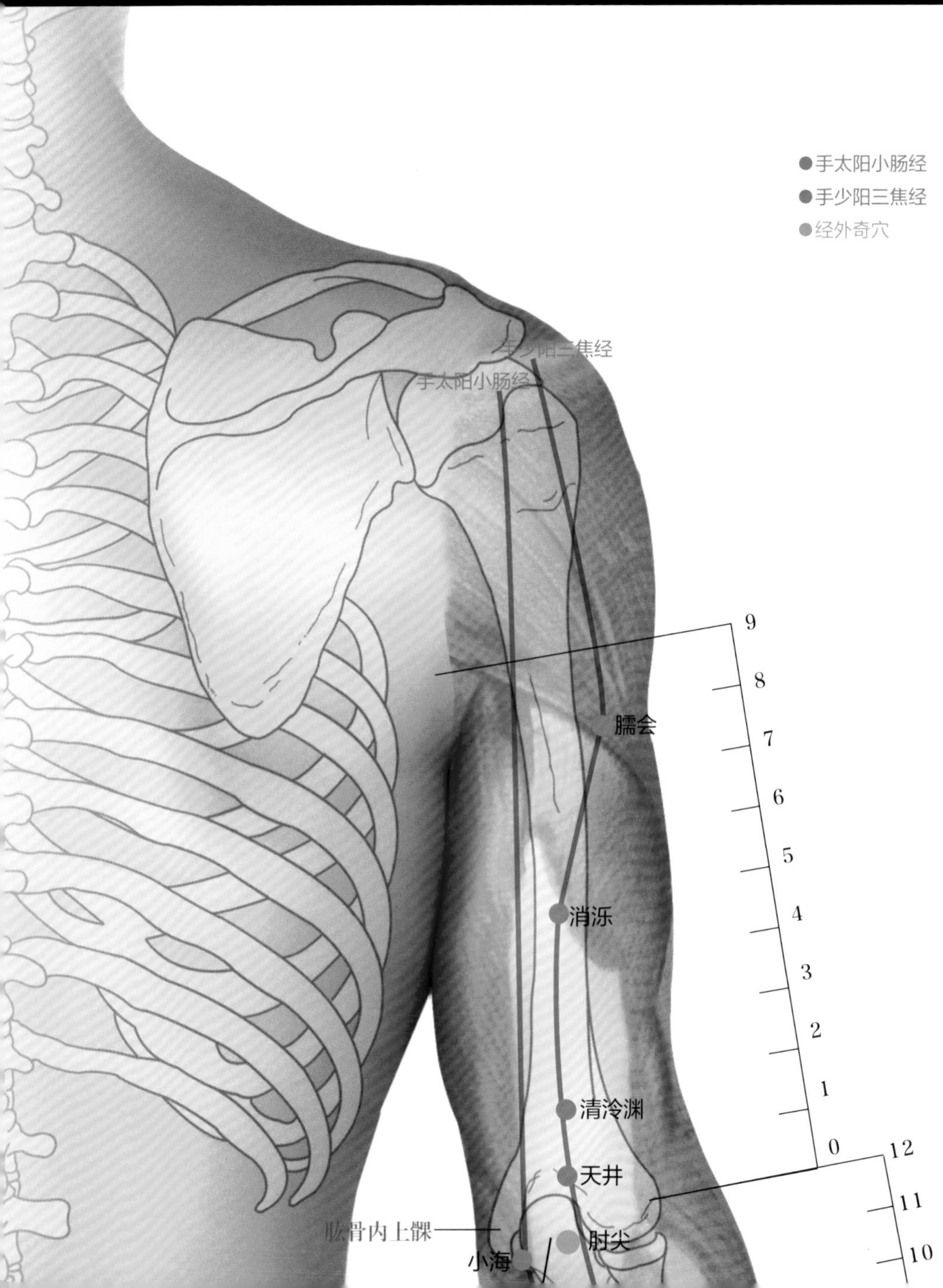

续表

穴位	定位
少泽	在手指，小指末节尺侧，指甲根角侧上方 0.1 寸（指寸）
前谷	在手指，第 5 掌指关节尺侧远端赤白肉际凹陷中
后溪	在手内侧，第 5 掌指关节尺侧近端赤白肉际凹陷中
腕骨	在腕区，第 5 掌骨底与三角骨之间的赤白肉际凹陷中
阳谷	在腕后区，尺骨茎突与三角骨之间的凹陷中
养老	在前臂后区，腕背横纹上 1 寸，尺骨头桡侧凹陷中
支正	在前臂后区，腕背侧远端横纹上 5 寸，尺骨尺侧与尺侧腕屈肌之间
小海	在肘后区，尺骨鹰嘴与肱骨内上髁之间凹陷中
肘尖	在肘后区，尺骨鹰嘴的尖端
中泉	在前臂后区，腕背侧远端横纹上，指总伸肌腱桡侧的凹陷中
中魁	在手指，中指背面，近侧指间关节的中点处
大骨空	在手指，拇指背面，指间关节的中点处
小骨空	在手指，小指背面，近侧指间关节的中点处
腰痛点	在手背，第 2、3 掌骨间及第 4、5 掌骨间，腕背侧远端横纹与掌指关节的中点处，一手 2 穴
外劳宫	在手背，第 2、3 掌骨间，掌指关节后 0.5 寸（指寸）凹陷中
八邪	在手背，第 1~5 指间，指蹼缘后方赤白肉际处，左右共 8 穴
十宣	在手指，十指尖端，距指甲游离缘 0.1 寸（指寸），左右共 10 穴

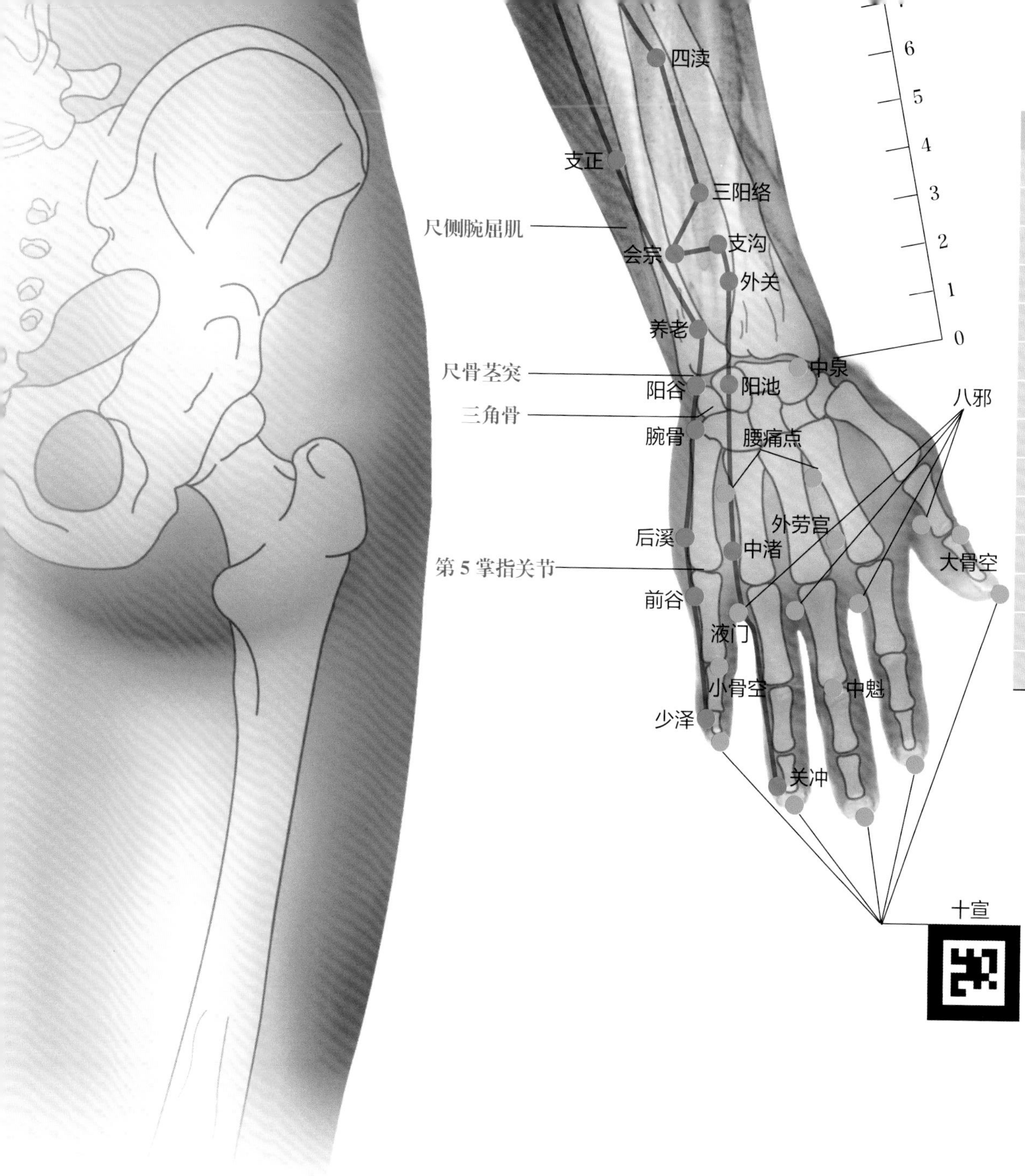

续表

穴位	定位
关冲	在手指，第4指末节尺侧，指甲根角侧上方0.1寸（指寸）
液门	在手背，第4、5指间，指蹼缘上方赤白肉际凹陷中
中渚	在手背，第4、5掌骨间，第4掌指关节近端凹陷中
少冲	在手指，小指末节桡侧，指甲根角侧上方0.1寸（指寸）
阳池	在腕后区，腕背侧远端横纹上，指伸肌腱的尺侧缘凹陷中
外关	在前臂后区，腕背侧远端横纹上2寸，尺骨与桡骨间隙中点
支沟	在前臂后区，腕背侧远端横纹上3寸，尺骨与桡骨间隙中点
会宗	在前臂后区，腕背侧远端横纹上3寸，尺骨的桡侧缘
三阳络	在前臂后区，腕背侧远端横纹上4寸，尺骨与桡骨间隙中点
四渎	前臂后区，肘尖下5寸，尺骨与桡骨间隙中点
天井	在肘后区，肘尖上1寸凹陷中
清冷渊	在臂后区，肘尖与肩峰角连线上，肘尖上2寸
消泺	在臂后区，肘尖与肩峰角连线上，肘尖上5寸
臑会	在臂后区，肩峰角下3寸，三角肌的后下缘

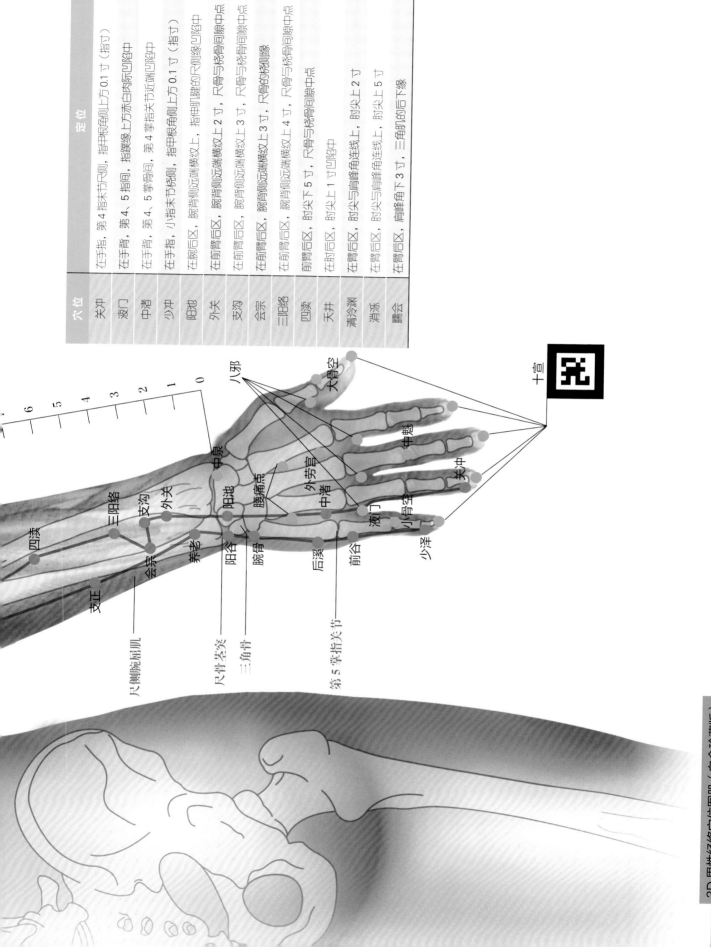

下肢部穴位

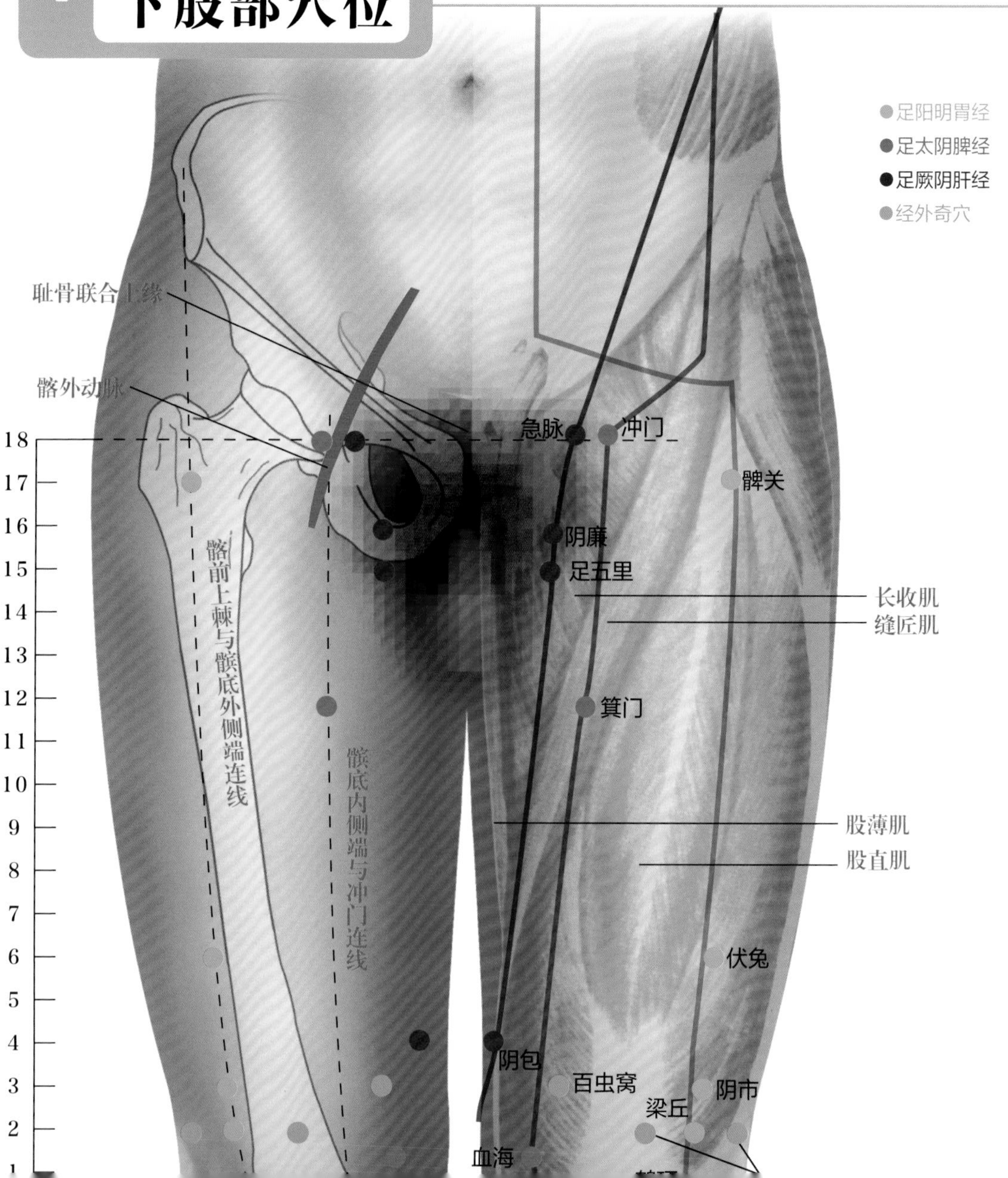

穴位	定位
髀关	在股前区，股直肌近端，缝匠肌与阔筋膜张肌 3 条肌肉之间凹陷中
伏兔	在股前区，髌底上 6 寸，髂前上棘与髌底外侧端的连线上
阴市	在股前区，髌底上 3 寸，股直肌肌腱外侧缘
梁丘	在股前区，髌底上 2 寸，股外侧肌与股直肌肌腱之间
犊鼻	在膝前区，髌韧带外侧凹陷中
足三里	在小腿前外侧，犊鼻下 3 寸，犊鼻与解溪连线上
上巨虚	在小腿外侧，犊鼻下 6 寸，犊鼻与解溪连线上
条口	在小腿外侧，犊鼻下 8 寸，犊鼻与解溪连线上
下巨虚	在小腿外侧，犊鼻下 9 寸，犊鼻与解溪连线上
丰隆	在小腿外侧，外踝尖上 8 寸，胫骨前缘的外侧
解溪	在踝部，踝关节前面中央凹陷中，当拇长伸肌腱与趾长伸肌腱之间
冲阳	在足背，第 2 跖骨基底部与中间楔状骨关节处，可触及足背动脉
陷谷	在足背，当第 2、3 跖骨间，第 2 跖趾关节近端凹陷中
内庭	在足背，第 2、3 趾间，趾蹼缘后方赤白肉际处
厉兑	在足趾，第 2 趾末节外侧，趾甲根角侧后方 0.1 寸（指寸）
隐白	在足趾，大趾末节内侧，趾甲根角侧后方 0.1 寸（指寸）
大都	在足趾，第 1 跖趾关节远端赤白肉际凹陷中
太白	在跖区，第 1 跖趾关节近端赤白肉际凹陷中
公孙	在跖区，第 1 跖骨底的前下缘赤白肉际处
商丘	在踝区，内踝前下方，舟骨粗隆与内踝尖连线中点凹陷中
三阴交	在小腿内侧，内踝尖上 3 寸，胫骨内侧缘后际

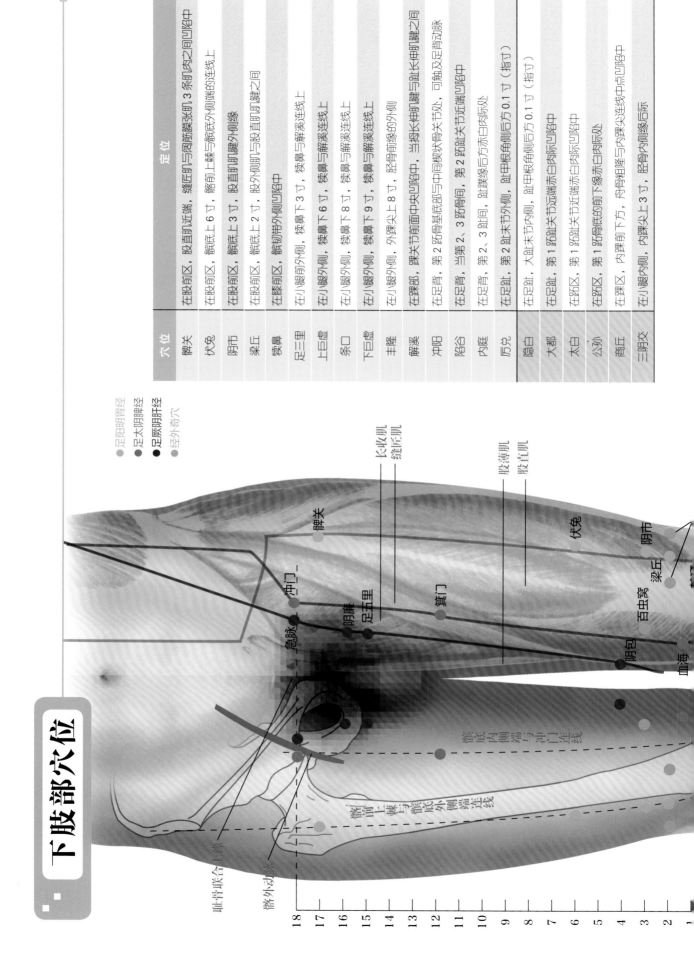

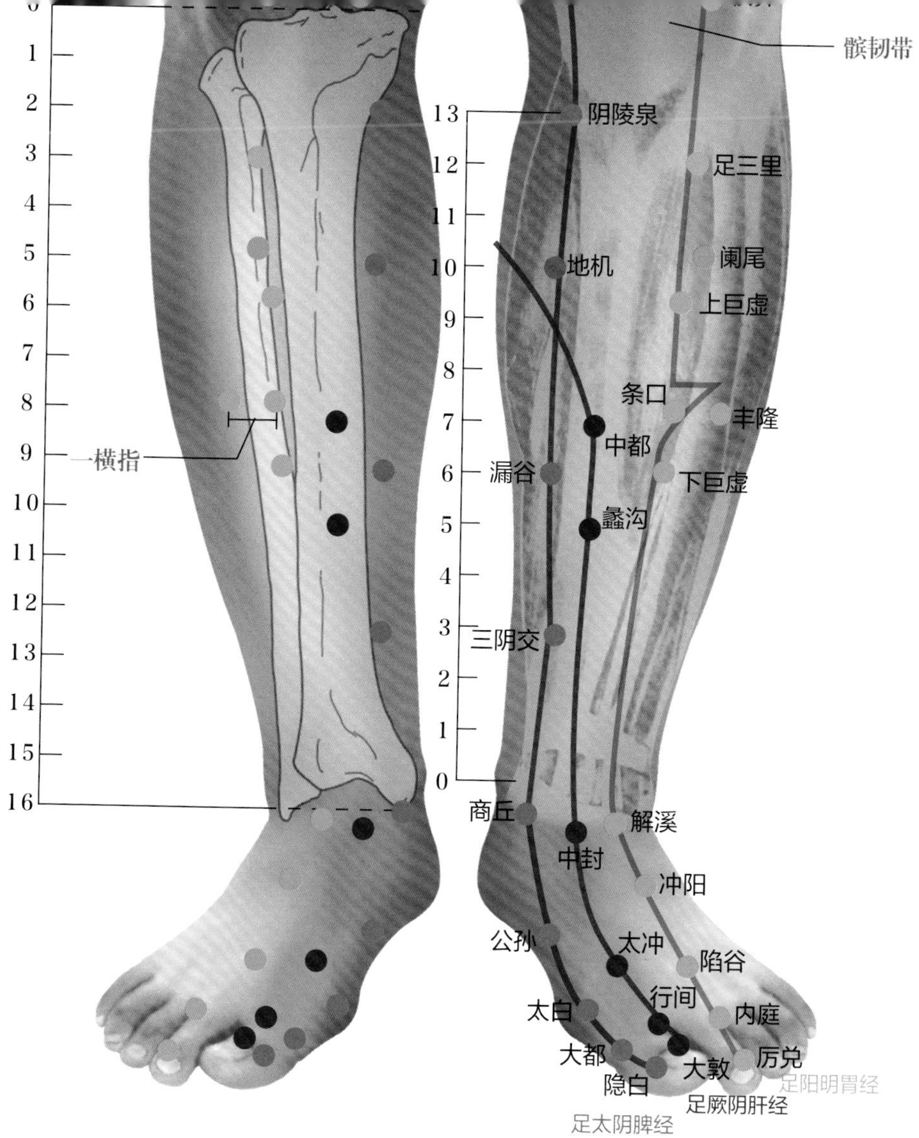

续表

穴位	定位
漏谷	在小腿内侧，内踝尖上 6 寸，胫骨内侧缘后际
地机	在小腿内侧，阴陵泉下 3 寸，胫骨内侧缘后际
阴陵泉	在小腿内侧，胫骨内侧髁下缘与胫骨内侧缘之间的凹陷中
血海	在股前区，髌底内侧端上 2 寸，股内侧肌隆起处
箕门	在股前区，髌底内侧端与冲门的连线上 1/3 与下 2/3 交点，长收肌和缝匠肌交角的动脉搏动处
冲门	在腹股沟区，腹股沟斜纹中，髂外动脉搏动处的外侧

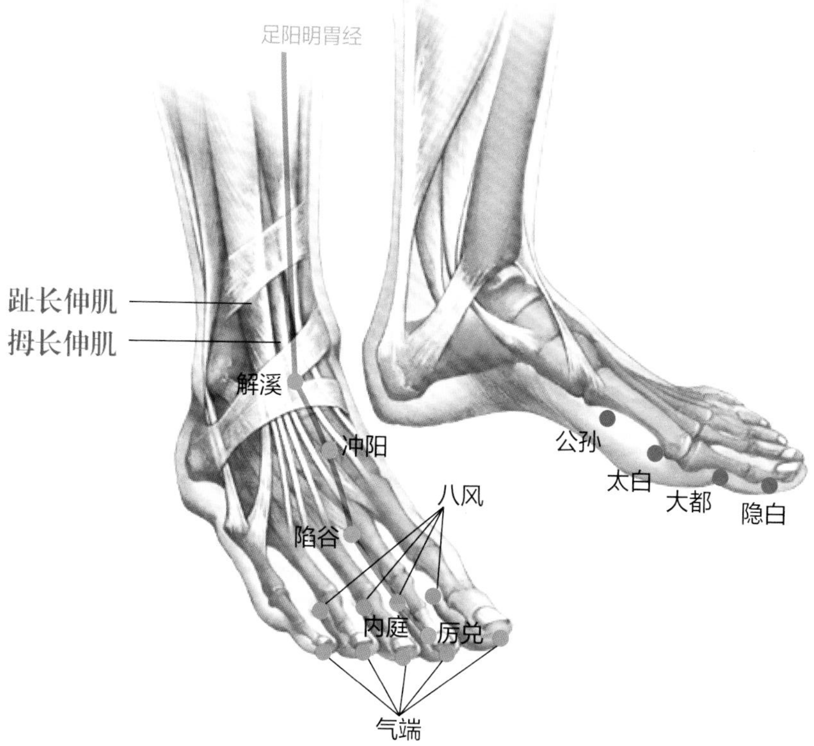

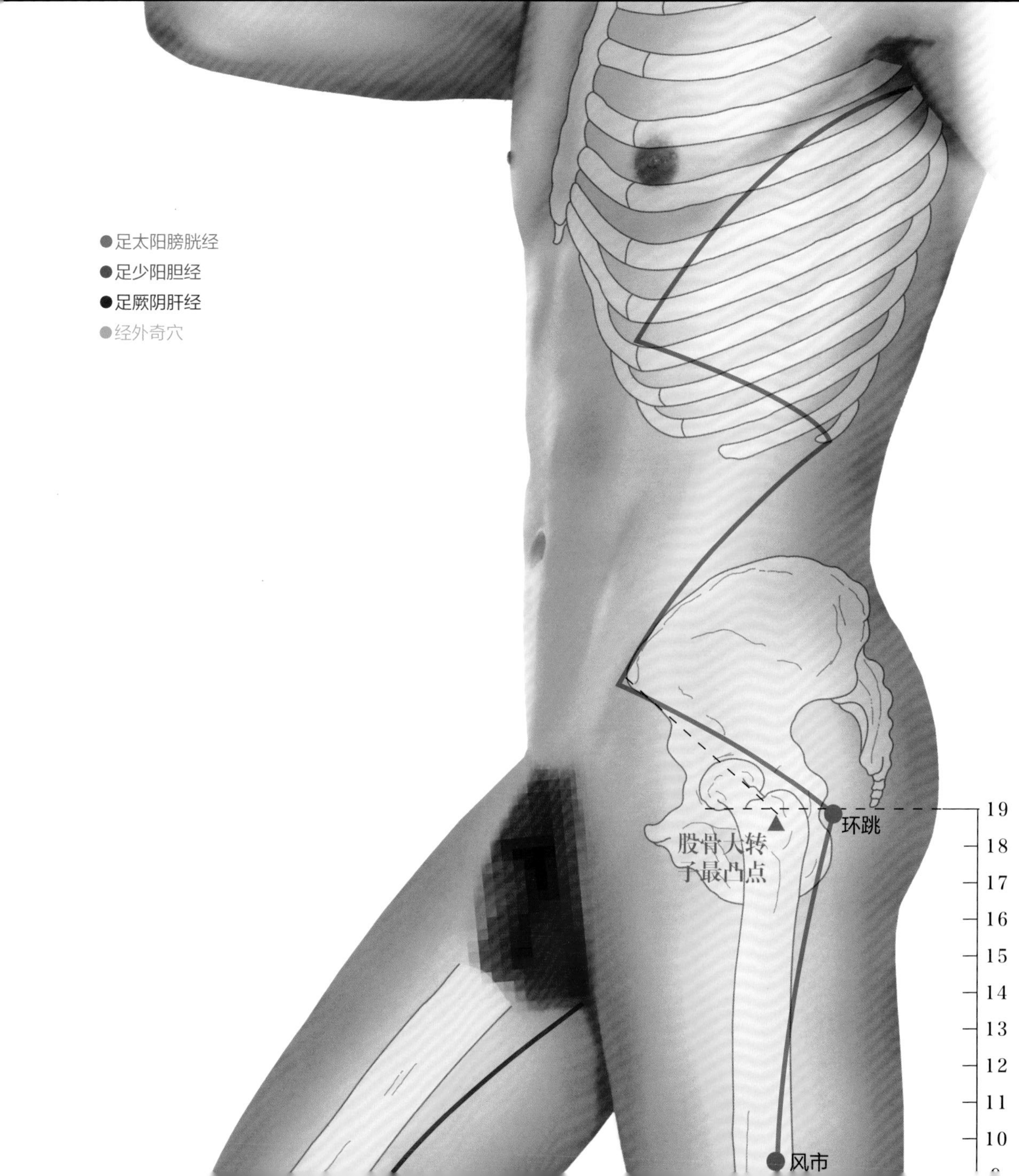

续表

穴位	定位
殷门	在股后区，臀沟下 6 寸，股二头肌与半腱肌之间
浮郄	在膝后区，腘横纹上 1 寸，股二头肌腱的内侧缘
委阳	在膝部，腘横纹上，股二头肌腱的内侧缘
委中	在膝后区，腘横纹中点
合阳	在小腿后区，腘横纹下 2 寸，腓肠肌内、外侧头之间
承筋	在小腿后区，腘横纹下 5 寸，腓肠肌两肌腹之间
承山	在小腿后区，腓肠肌两肌腹与肌腱交角处
飞扬	在小腿后区，昆仑直上 7 寸，腓肠肌外下缘与跟腱移行处
跗阳	在小腿后区，昆仑直上 3 寸，腓骨与跟腱之间
昆仑	在踝区，外踝尖与跟腱之间的凹陷中
仆参	在跟区，昆仑直下，跟骨外侧，赤白肉际处
申脉	在踝区，外踝尖直下，外踝下缘与跟骨之间凹陷中
金门	在足背，外踝前缘直下。第 5 跖骨粗隆后方，骰骨下缘凹陷中
京骨	在跖区，第 5 跖骨粗隆前下方，赤白肉际处
束骨	在跖区，第 5 跖趾关节的近端，赤白肉际处
足通谷	在跖区，第 5 跖趾关节的远端，赤白肉际处
至阴	在足趾，小趾末节外侧，趾甲根角侧后方 0.1 寸（指寸）

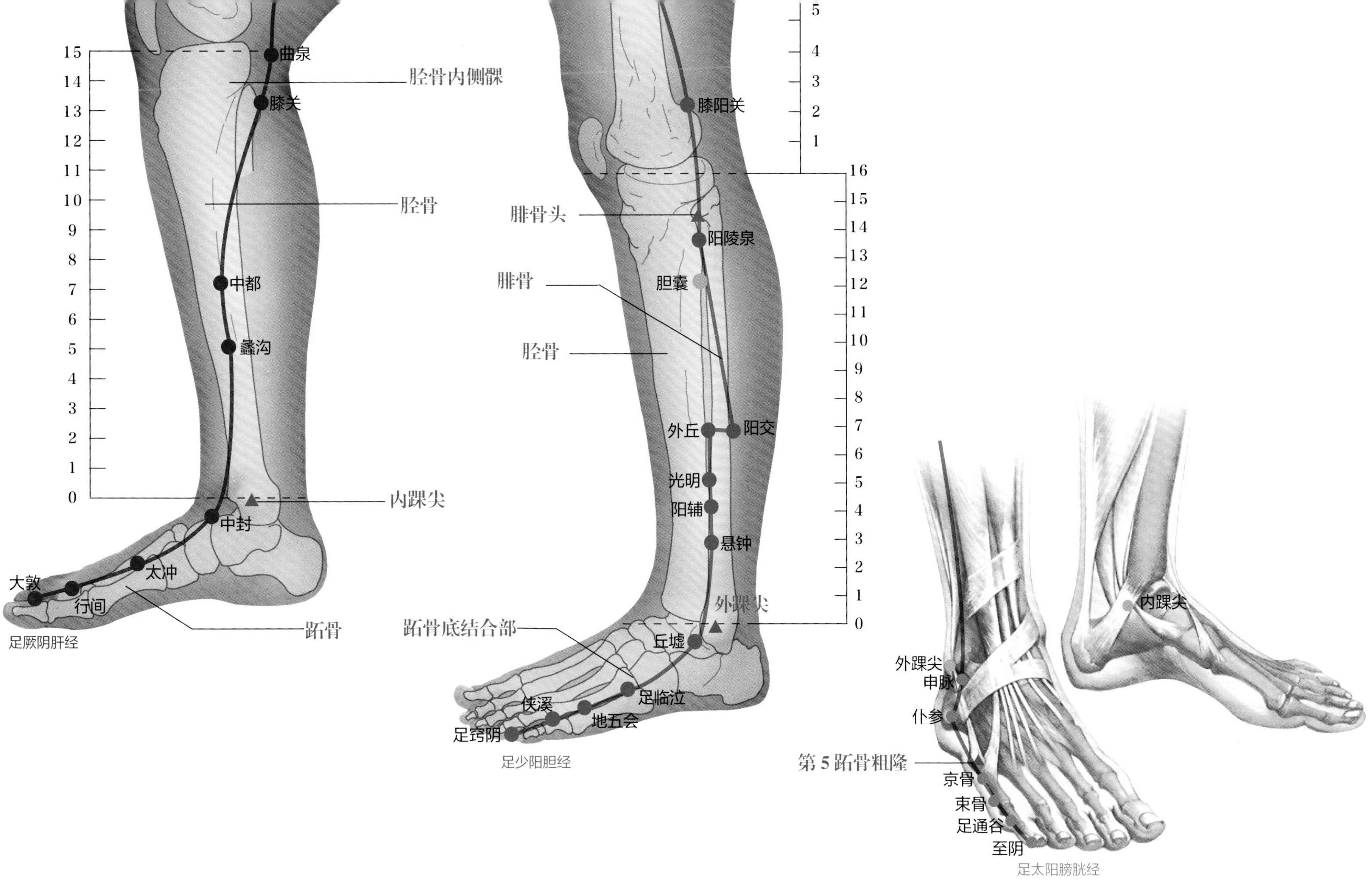
曲泉
胫骨内侧髁
膝关
胫骨
中都
蠡沟
内踝尖
中封
太冲
大敦
行间
跖骨
足厥阴肝经
膝阳关
腓骨头
阳陵泉
腓骨
胆囊
胫骨
外丘
阳交
光明
阳辅
悬钟
外踝尖
跖骨底结合部
丘墟
足临泣
侠溪
地五会
足窍阴
足少阳胆经
内踝尖
外踝尖
申脉
仆参
第 5 跖骨粗隆
京骨
束骨
足通谷
至阴
足太阳膀胱经

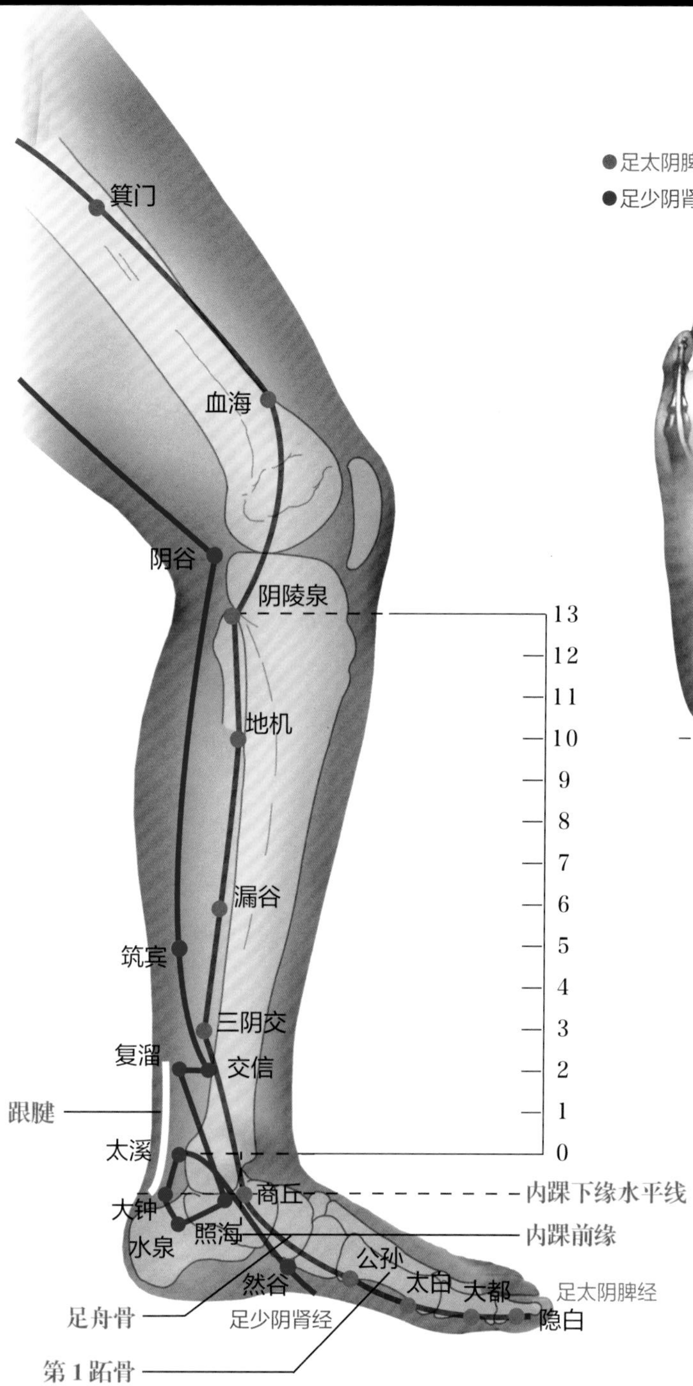

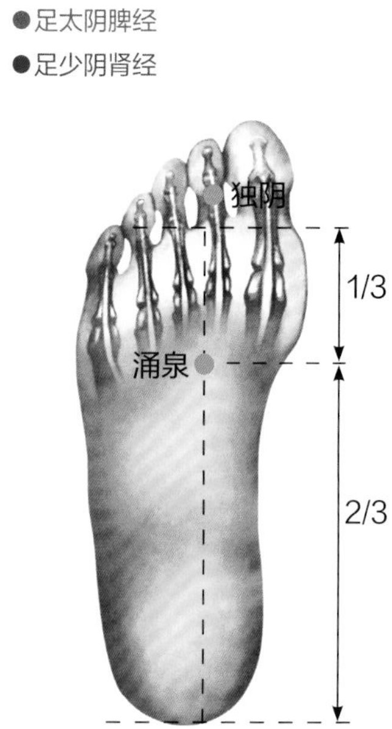

续表

穴位	定位
涌泉	在足底，屈足卷趾时足心最凹陷中
然谷	在足内侧，足舟骨粗隆下方，赤白肉际处
太溪	在踝区，内踝尖与跟腱之间的凹陷中
大钟	在跟区，内踝后下方，跟骨上缘，跟腱附着部前缘凹陷中
水泉	在跟区，太溪直下 1 寸，跟骨结节内侧凹陷中
照海	在踝区，内踝尖下 1 寸，内踝下缘边际凹陷中
复溜	在小腿内侧，内踝尖直上 2 寸，跟腱的前缘
交信	在小腿内侧，内踝尖上 2 寸，胫骨内侧缘后际凹陷中
筑宾	在小腿内侧，太溪直上 5 寸，比目鱼肌与跟腱之间
阴谷	在膝后区，腘横纹上，半腱肌肌腱外侧缘
风市	在股部，直立垂手，掌心贴于大腿时，中指尖所指凹陷中，髂胫束（大腿外侧的筋膜）后缘
中渎	在股部，腘横纹上 7 寸，髂胫束后缘
膝阳关	在膝部，股骨外上髁后上缘，股二头肌腱与髂胫束之间的凹陷中
阳陵泉	在小腿外侧，腓骨头前下方凹陷中
阳交	在小腿外侧，外踝尖上 7 寸，腓骨后缘
外丘	在小腿外侧，外踝尖上 7 寸，腓骨前缘
光明	在小腿外侧，外踝尖上 5 寸，腓骨前缘
阳辅	在小腿外侧，外踝尖上 4 寸，腓骨前缘
悬钟	在小腿外侧，外踝尖上 3 寸，腓骨前缘
丘墟	在踝区，外踝的前下方，趾长伸肌腱的外侧凹陷中
足临泣	在足背，第 4、5 跖骨底结合部的前方，第 5 趾长伸肌腱外侧凹陷中
地五会	在足背，第 4、5 跖骨间，第 4 跖趾关节近端凹陷中
侠溪	在足背，第 4、5 趾间，趾蹼缘后方赤白肉际处
足窍阴	在足趾，第 4 趾末节外侧，趾甲根角侧后方 0.1 寸（指寸）

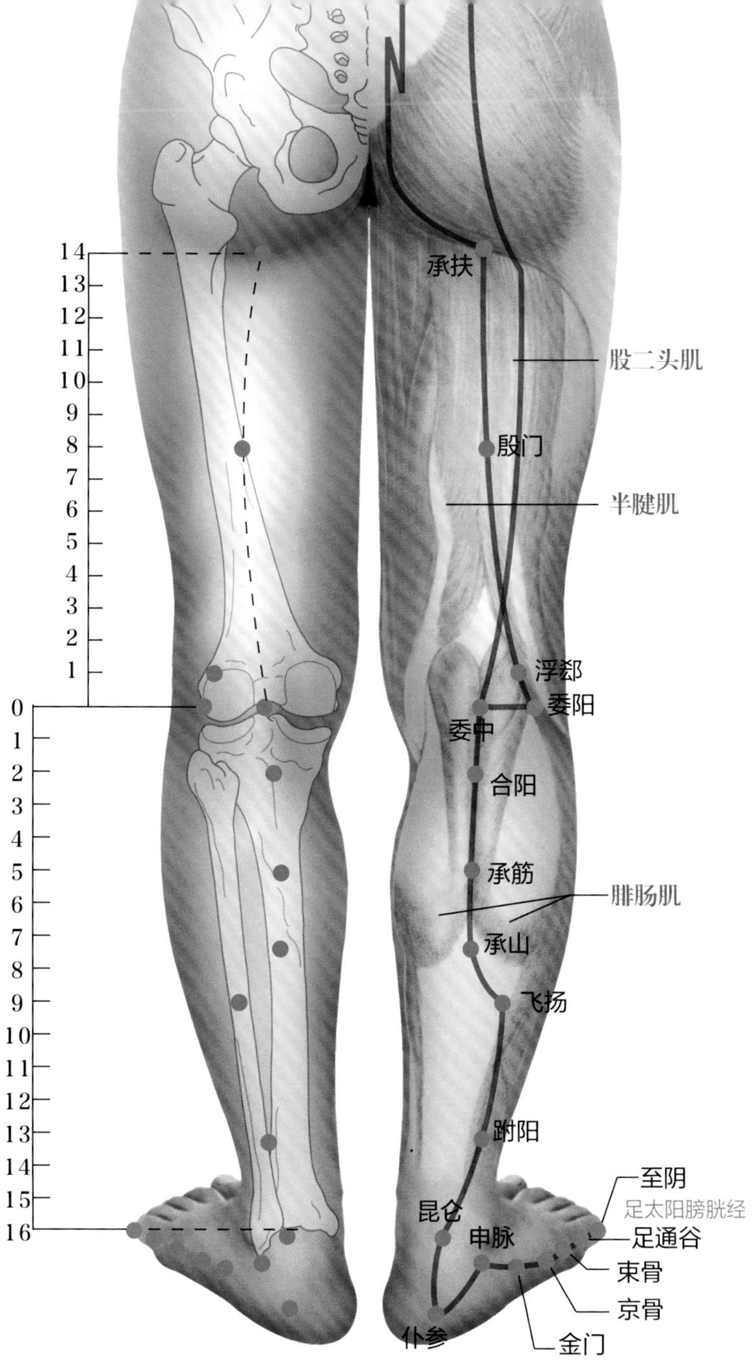

续表

穴位	定位
大敦	在足趾，大趾末节外侧，趾甲根角侧后方 0.1 寸（指寸）
行间	在足背，第 1、2 趾间，趾蹼缘后方赤白肉际处
太冲	在足背，第 1、2 跖骨间，跖骨底结合部前方凹陷中，或触及动脉搏动
中封	在踝区，内踝前，胫骨前肌肌腱的内侧凹陷中
蠡沟	在小腿内侧，内踝尖上 5 寸，胫骨内侧面的中央
中都	在小腿内侧，内踝尖上 7 寸，胫骨内侧面的中央
膝关	在膝部，胫骨内侧髁的下方，阴陵泉后 1 寸
曲泉	在膝部，腘横纹内侧端，半腱肌肌腱内缘凹陷中
阴包	在股前区，髌底上 4 寸，股薄肌与缝匠肌之间
足五里	在股前区，气冲直下 3 寸，动脉搏动处
阴廉	在股前区，气冲直下 2 寸
髋骨	在股前区，梁丘两旁各 1.5 寸，一肢 2 穴
鹤顶	在膝前区，髌底中点的上方凹陷中
百虫窝	在股前区，髌底内侧端上 3 寸
内膝眼	在膝部，髌韧带内侧凹陷处的中央
胆囊	在小腿外侧，腓骨小头直下 2 寸
阑尾	在小腿外侧，髌韧带外侧凹陷下 5 寸，胫骨前嵴外一横指（中指）
内踝尖	在踝区，内踝的最凸起处
外踝尖	在踝区，外踝的最凸起处
八风	在足背，第 1~5 趾间，趾蹼缘后方赤白肉际处，左右共 8 穴
独阴	在足底，第 2 趾的跖侧远端趾间关节的中点
气端	在足趾，十趾端的中央，距趾甲游离缘 0.1 寸（指寸），左右共 10 穴

第三章

超速效三步对症按摩法

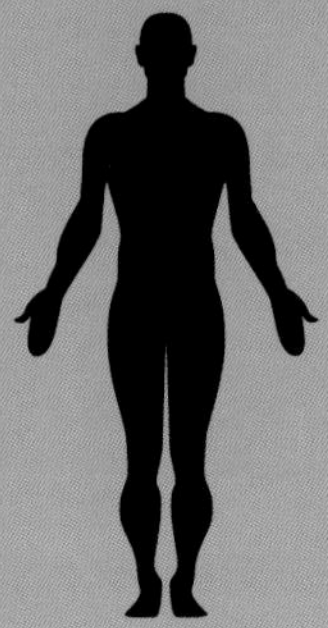

1 强腰壮肾

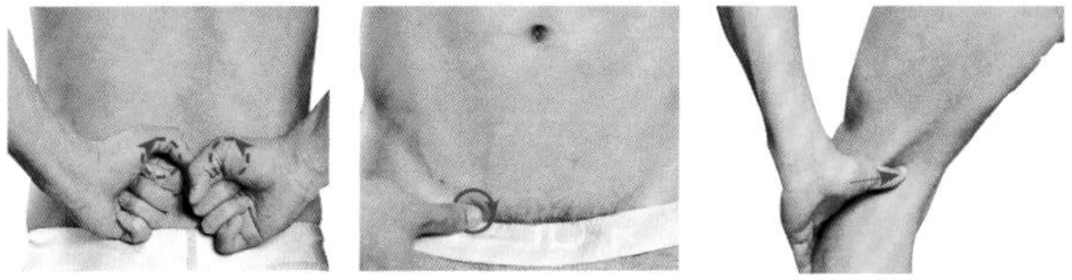

肾俞 两手握拳绕于后腰部，用掌指关节稍用力按揉两侧肾俞穴2分钟。

气冲 用拇指按揉气冲穴2分钟，力度稍重。同法按揉对侧气冲穴。

委中 用拇指用力按压委中穴，停留片刻后放松，反复5~6下。同法按压对侧委中穴。

2 强筋健骨

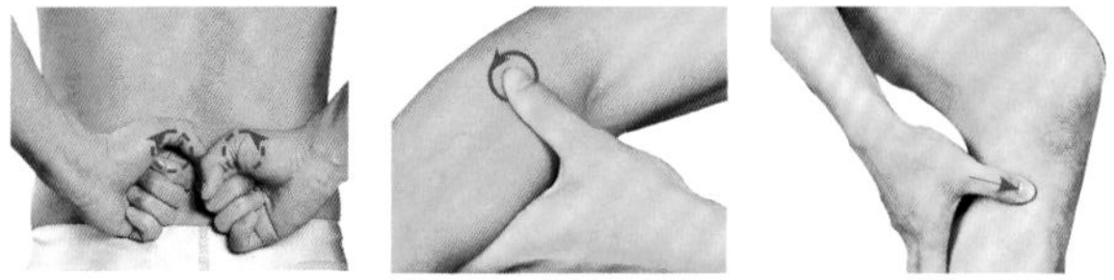

肾俞 两手握拳绕于背后腰部，用掌指关节稍用力按揉两侧肾俞穴2分钟。

手三里 用拇指按揉手三里穴2分钟，力度稍重。同法按揉对侧手三里穴。

足三里 用拇指稍用力按压足三里穴，停留片刻后放松，反复5~6下。同法按压对侧足三里穴。

3 明目养肝

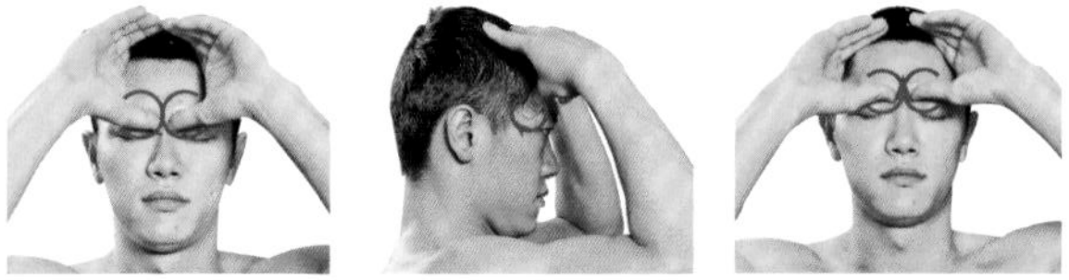

睛明 用双手拇指按揉两侧睛明穴2分钟，力度稍轻。

太阳 用双手拇指按揉两侧太阳穴2分钟，力度适中。

攒竹 将两手拇指按揉两侧攒竹穴2分钟，力度稍轻。

4 补心健脑

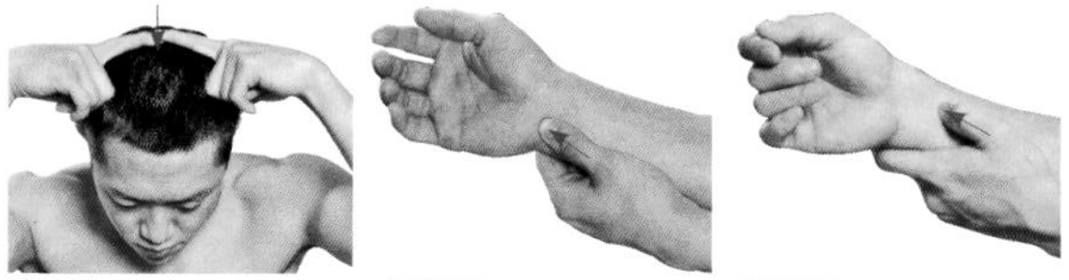

百会 两手食指重叠稍用力按压百会穴，停留片刻后放松，反复5~6下。

神门 用拇指稍用力按压神门穴，停留片刻后放松，反复5~6下。同法按压对侧神门穴。

内关 用拇指稍用力按压内关穴，停留片刻后放松，反复5~6下。同法按压对侧内关穴。

5 缓解压力

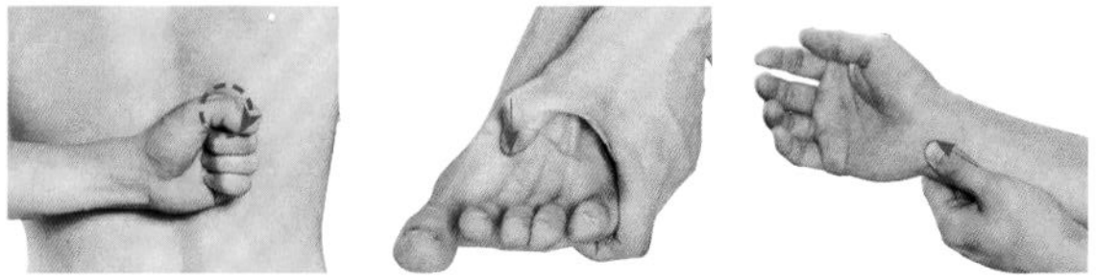

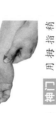

肝俞 一手握拳绕于背后，用掌指关节按揉肝俞穴2分钟，力度稍重。同法按揉对侧肝俞穴。

太冲 用拇指掐按太冲穴，停留片刻后放松，反复5~6下。同法掐按对侧太冲穴。

神门 用拇指稍用力按压神门穴，停留片刻后放松，反复5~6下。同法按压对侧神门穴。

6 延年益寿

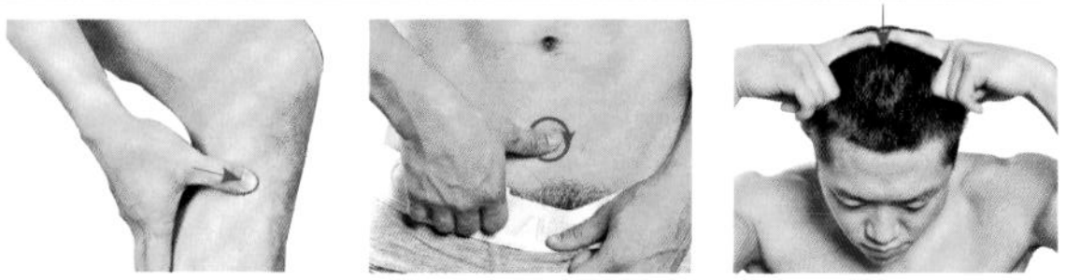

足三里 用拇指稍用力按压足三里穴，停留片刻后放松，反复5~6下。同法按压对侧足三里穴。

关元 用拇指按揉关元穴2分钟，力度适中。

百会 两手食指重叠稍用力按压百会穴，停留片刻后放松，反复5~6下。

7 阳痿

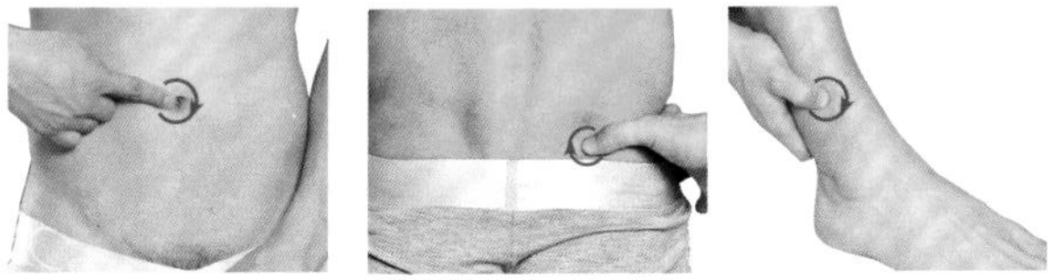

神阙 用拇指按揉神阙穴2分钟，力度适中。

腰眼 用拇指稍用力按揉腰眼穴2分钟。同法按揉对侧腰眼穴。

悬钟 用拇指按揉悬钟穴2分钟，力度稍重。同法按揉对侧悬钟穴。

8 早泄

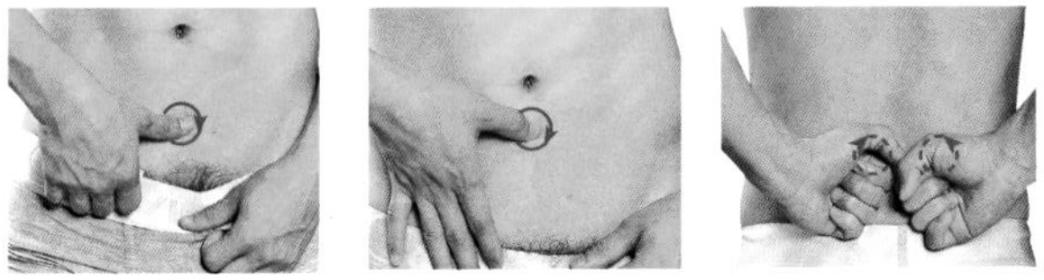

关元 用拇指按揉关元穴2分钟，力度适中。

气海 用拇指按揉气海穴2分钟，力度适中。

肾俞 两手握拳绕于背后腰部，用掌指关节稍用力按揉两侧肾俞穴2分钟。

9 遗精

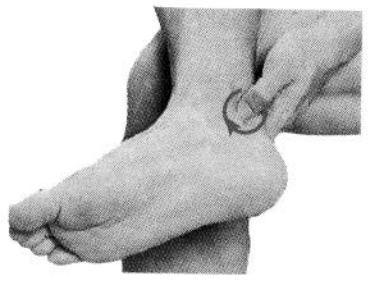

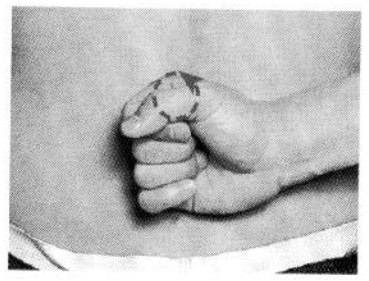

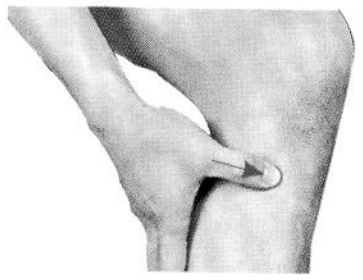

太溪 用拇指按揉太溪穴2分钟，力度稍重。同法按揉对侧太溪穴。

命门 一手握拳绕于背后，用掌指关节稍用力按揉命门穴2分钟。

足三里 用拇指稍用力按压足三里穴，停留片刻后放松，反复5~6下。同法按压对侧足三里穴。

10 睾丸炎

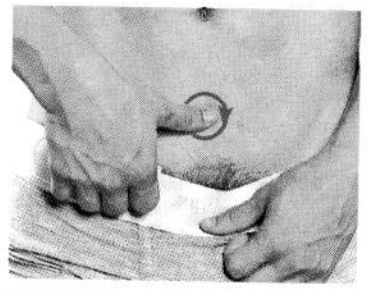

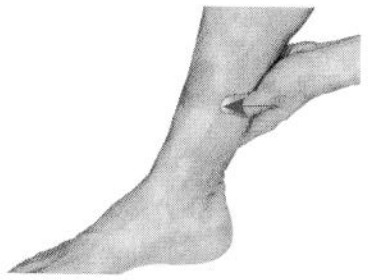

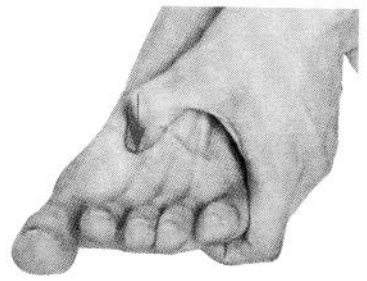

关元 用拇指按揉关元穴2分钟，力度适中。

三阴交 用拇指稍用力按压三阴交穴，停留片刻后放松，反复5~6下。同法按压对侧三阴交穴。

太冲 用拇指掐按太冲穴，停留片刻后放松，反复5~6下。同法掐按对侧太冲穴。

11 前列腺炎

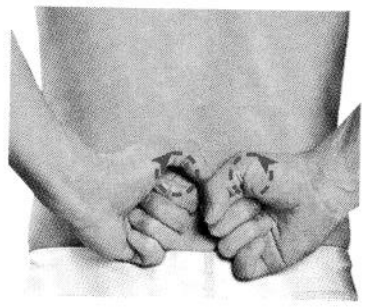

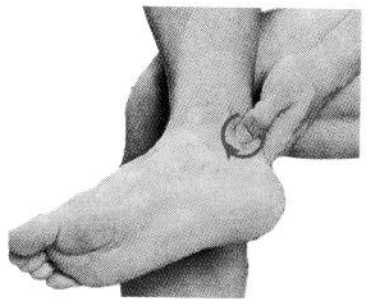

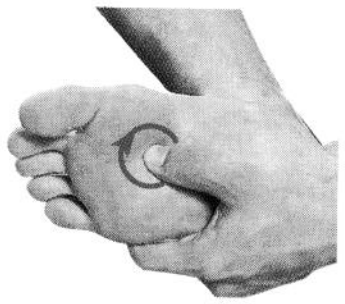

肾俞 两手握拳绕于后腰部，用掌指关节稍用力按揉两侧肾俞穴2分钟。

太溪 用拇指按揉太溪穴2分钟，力度稍重。同法按揉对侧太溪穴。

涌泉 用拇指按揉涌泉穴2分钟，力度稍重。同法按揉对侧涌泉穴。

12 不育症

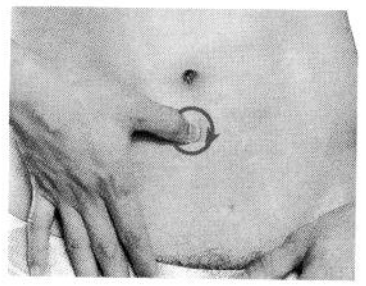

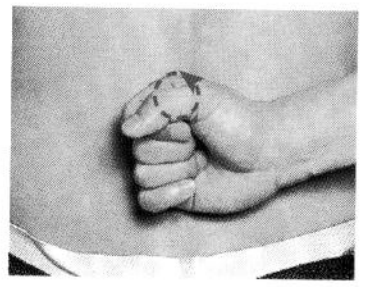

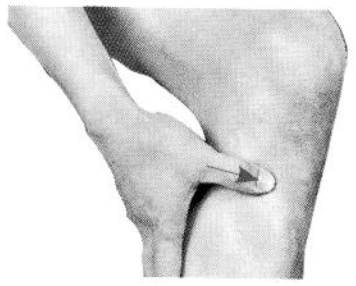

气海 用拇指按揉气海穴2分钟，力度适中。

命门 一手握拳绕于背后，用掌指关节稍用力按揉命门穴2分钟。

足三里 用拇指稍用力按压足三里穴，停留片刻后放松，反复5~6下。同法按压对侧足三里穴。

13 不射精症

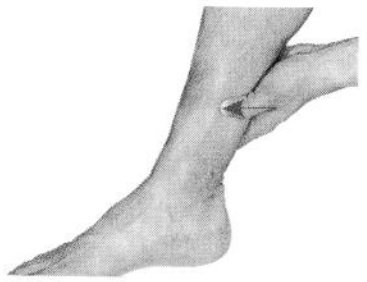

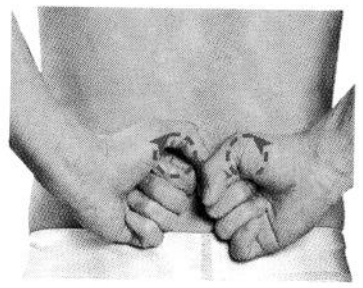

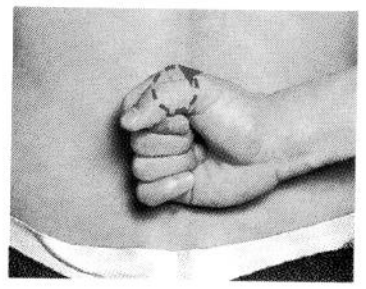

三阴交 用拇指稍用力按压三阴交穴，停留片刻后放松，反复5~6下。同法按压对侧三阴交穴。

肾俞 两手握拳绕于背后腰部，用掌指关节稍用力按揉两侧肾俞穴2分钟。

命门 一手握拳绕于背后，用掌指关节稍用力按揉命门穴2分钟。

14 前列腺囊肿

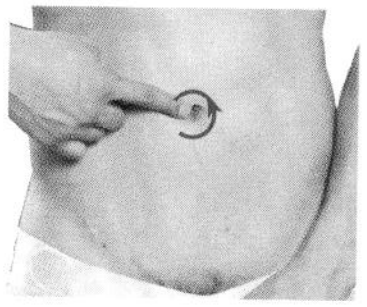

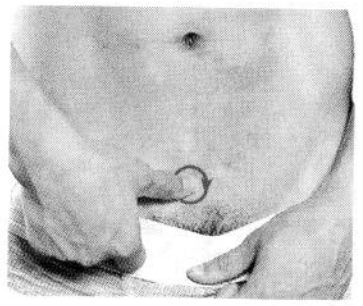

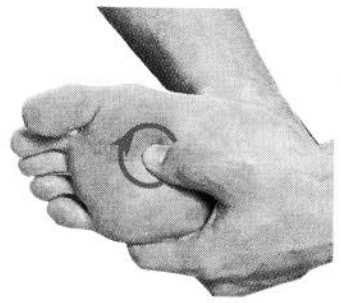

神阙 用食指按揉神阙穴2分钟，力度宜深透，以感觉局部微热为佳。

中极 用拇指按揉中极穴2分钟，力度适中。

涌泉 用拇指按揉涌泉穴2分钟，力度稍重。同法按揉对侧涌泉穴。

15 少精子症

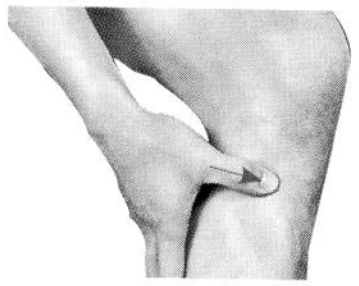

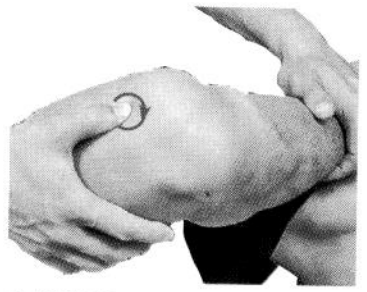

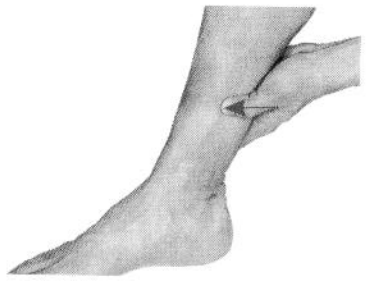

足三里 用拇指稍用力按压足三里穴，停留片刻后放松，反复5~6下。同法按压对侧足三里穴。

血海 用拇指按揉血海穴2分钟，力度稍重。同法按揉对侧血海穴。

三阴交 用拇指用力按压三阴交穴，停留片刻后放松，反复5~6下。同法按压对侧三阴交穴。

16 更年期综合征

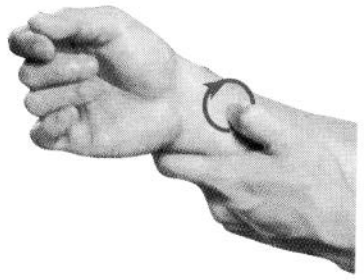

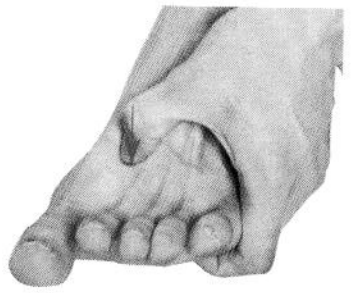

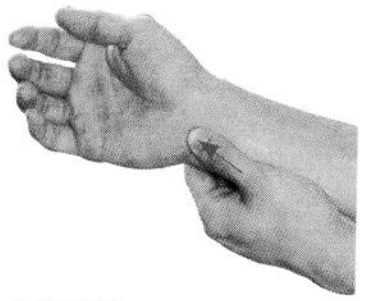

内关 用拇指按揉内关穴2分钟，力度稍重。同法按揉对侧内关穴。

太冲 用拇指稍用力按压太冲穴，停留片刻后放松，反复5~6下。同法按压对侧太冲穴。

神门 用拇指稍用力按压神门穴，停留片刻后放松，反复5~6下。同法按压对侧神门穴。

17 感冒

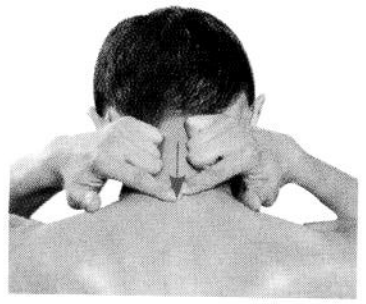

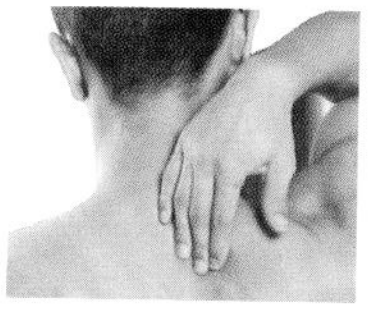

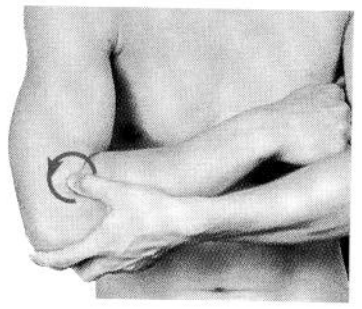

大椎 两手食指重叠稍用力按压大椎穴，停留片刻后放松，反复5~6下。

风门 用手的中指按揉穴位2分钟，力度宜稍重，也可用手按揉对侧穴位。

曲池 用拇指按揉曲池穴2分钟，力度稍重。同法按揉对侧曲池穴。

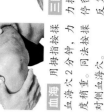

18 发热

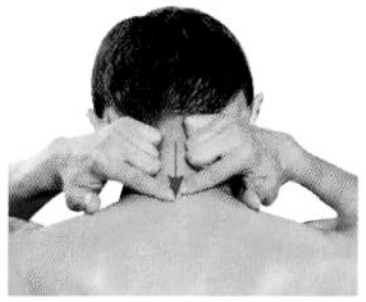

大椎 两手食指重叠稍用力按压大椎穴，停留片刻后放松，反复5~6下。

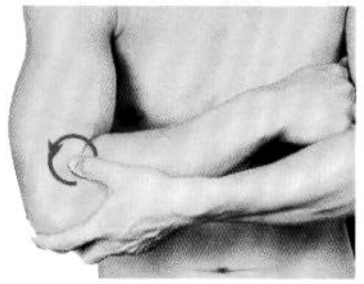

曲池 用拇指按揉曲池穴2分钟，力度稍重。同法按揉对侧曲池穴。

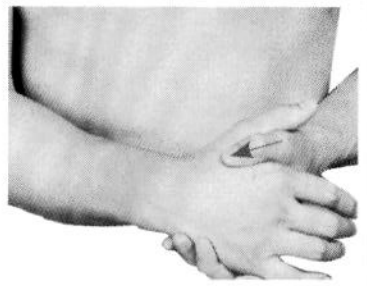

合谷 用拇指用力按压合谷穴，停留片刻后放松，反复5~6下。同法按压对侧合谷穴。

19 咳嗽

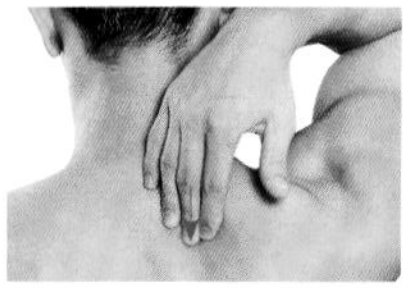

肺俞 将手抬起放于背后，用手指稍用力按压肺俞穴，停留片刻后放松，反复5~6下。同法按压对侧肺俞穴。

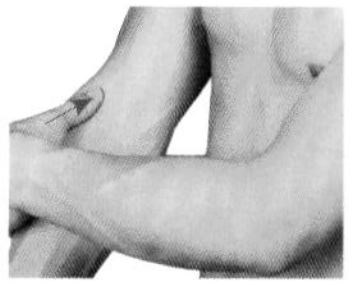

尺泽 用拇指点按尺泽穴，可配按揉法，操作2分钟，力度适中。

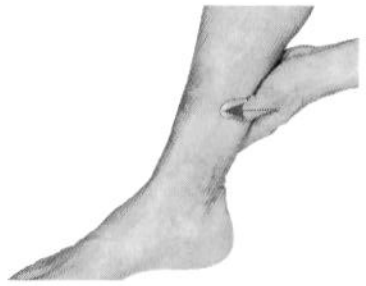

三阴交 用拇指用力按压三阴交穴，停留片刻后放松，反复5~6下。同法按压对侧三阴交穴。

20 哮喘

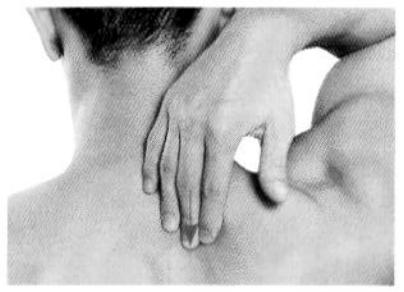

肺俞 将手抬起放于背后，用手指稍用力按压肺俞穴，停留片刻后放松，反复5~6下。同法按压对侧肺俞穴。

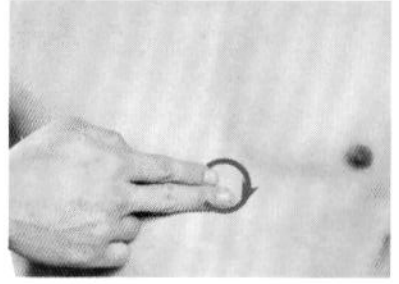

膻中 先用食、中二指按揉膻中穴1分钟，力度稍轻；再用拇指从胸骨上窝向下直推到胸骨下角5~6下。

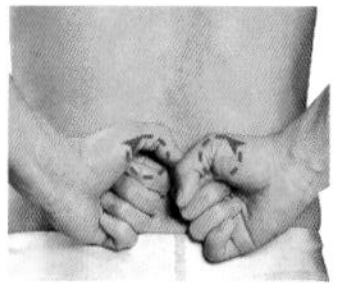

肾俞 两手握拳绕于背后腰部，用掌指关节稍用力按揉两侧肾俞穴2分钟。

21 高血压

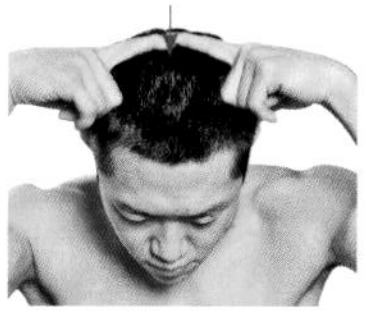

百会 两手食指重叠稍用力按压百会穴，停留片刻后放松，反复5~6下。

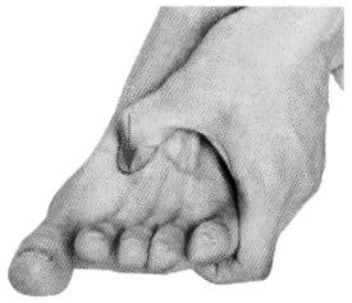

太冲 用拇指掐揉太冲穴，力度稍重。同法掐揉对侧太冲穴。

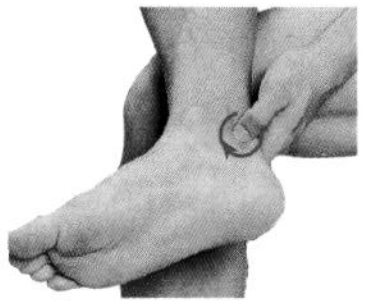

太溪 用拇指按揉太溪穴2分钟，力度稍重。同法按揉对侧太溪穴。

22 冠心病

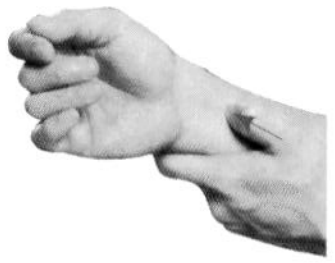

内关 用拇指稍用力按压内关穴，停留片刻后放松，反复5~6下。同法按压对侧内关穴。

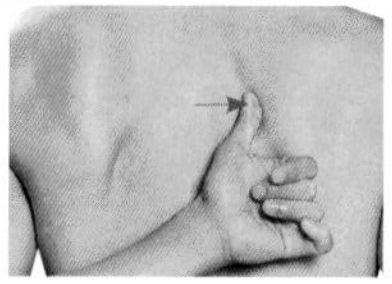

心俞 一手绕于背后，用拇指稍用力推按心俞穴，停留片刻后放松，反复5~6下。同法按压对侧心俞穴。

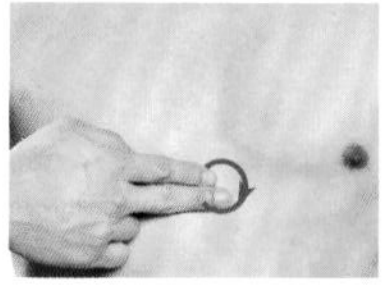

膻中 先用食、中二指按揉膻中穴1分钟，力度稍轻；再用拇指从胸骨上窝向下直推到胸骨下角5~6下。

23 胃痛

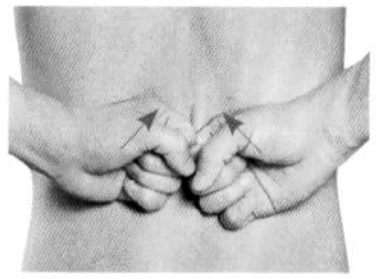

脾俞 双手握拳绕于背后，用掌指关节稍用力按压两侧脾俞穴，停留片刻后放松，反复5~6下。

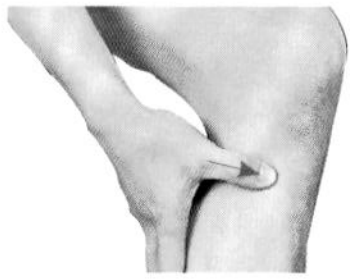

足三里 用拇指稍用力按压足三里穴，停留片刻后放松，反复5~6下。同法按压对侧足三里穴。

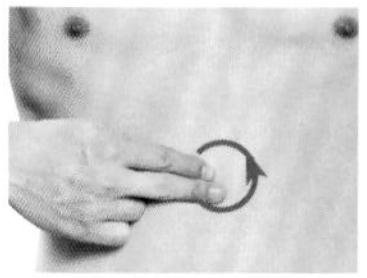

中脘 用手指按揉中脘穴，逆时针方向揉转2分钟，力度稍重。

21 腹泻

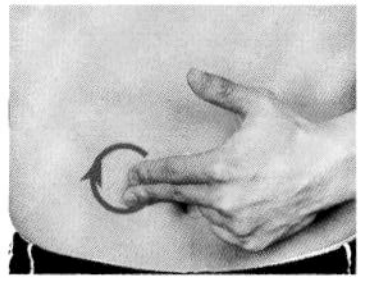

天枢 食、中二指并拢按揉天枢穴，顺时针方向揉转2分钟，力度稍重。同法按揉对侧天枢穴。

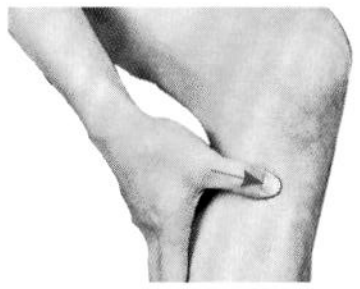

足三里 用拇指稍用力按压足三里穴，停留片刻后放松，反复5~6下。同法按压对侧足三里穴。

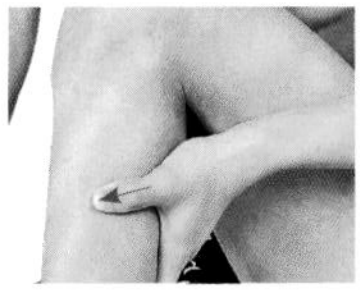

上巨虚 用拇指稍用力按压上巨虚穴，停留片刻后放松，反复5~6下。同法按压对侧上巨虚穴。

25 便秘

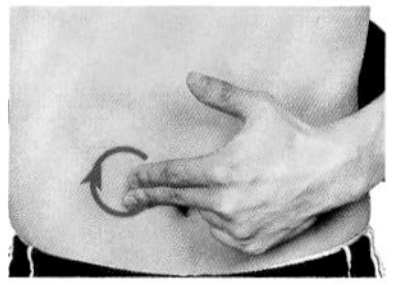

天枢 食、中二指并拢按揉天枢穴，顺时针方向揉转2分钟，力度稍重。同法按揉对侧天枢穴。

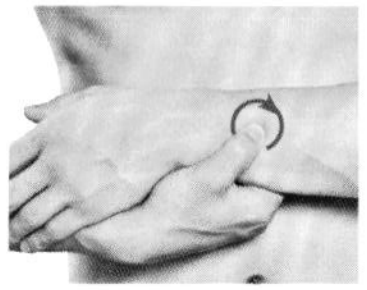

支沟 用拇指按揉支沟穴2分钟，力度稍重。同法按揉对侧支沟穴。

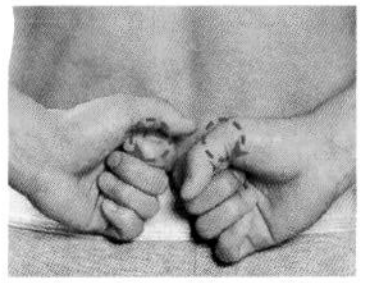

大肠俞 两手握拳绕于背后，用掌指关节稍用力按压两侧大肠俞穴，停留片刻后放松，反复5~6下。

26 糖尿病

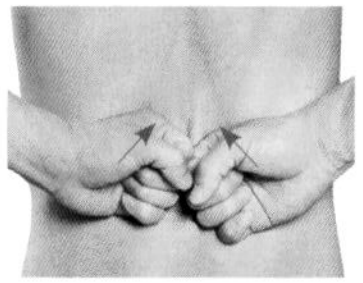

脾俞 双手握拳绕于背后，用掌指关节稍用力按压两侧脾俞穴，停留片刻后放松，反复5~6下。

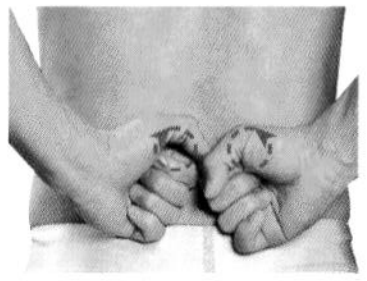

肾俞 双手握拳绕于背后，用掌指关节按揉两侧肾俞穴，力度稍重。

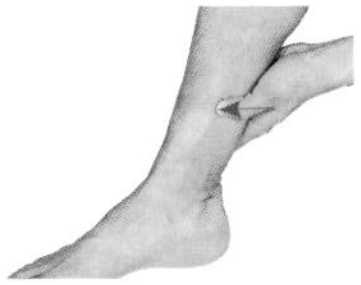

三阴交 用拇指用力按压三阴交穴，停留片刻后放松，反复5~6下。同法按压对侧三阴交穴。

27 高脂血症

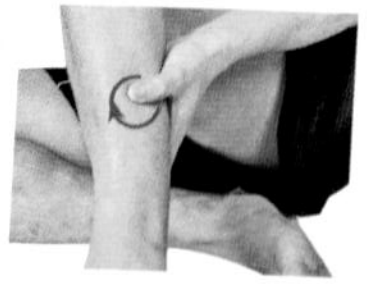

丰隆 用拇指按揉丰隆穴2分钟，力度稍重。同法按揉对侧丰隆穴。

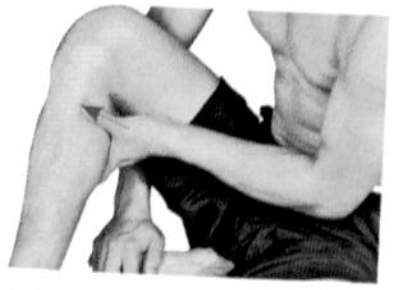

阴陵泉 用拇指按压阴陵泉穴，停留片刻后放松，反复5~6下。同法按压对侧阴陵泉穴，每次2分钟。

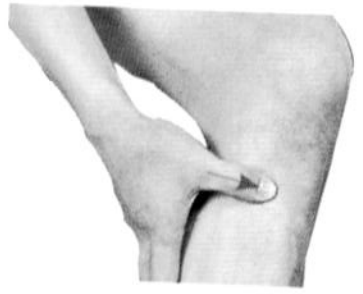

足三里 用拇指稍用力按压足三里穴，停留片刻后放松，反复5~6下。同法按压对侧足三里穴。

28 头痛

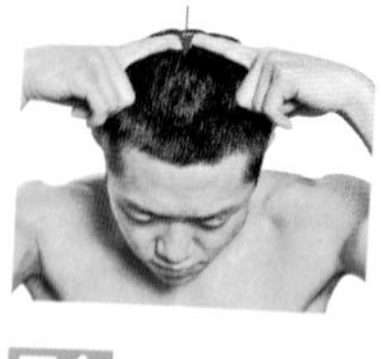

百会 两手食指重叠稍用力按压百会穴，停留片刻后放松，反复5~6下。

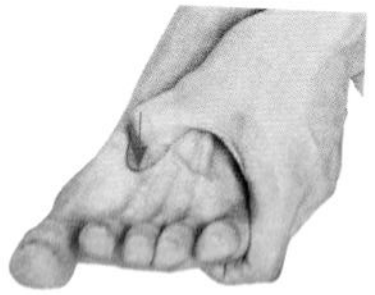

太冲 用拇指掐揉太冲穴，力度稍重。同法掐揉对侧太冲穴。

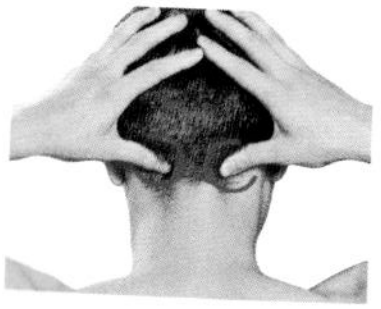

风池 用两手拇指勾揉两侧风池穴2分钟，力度稍重。

29 失眠

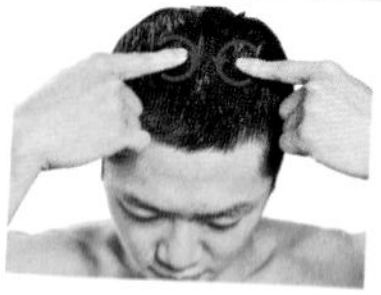

四神聪 用两手食指按揉四神聪穴，每个穴位1分钟，力度稍重。

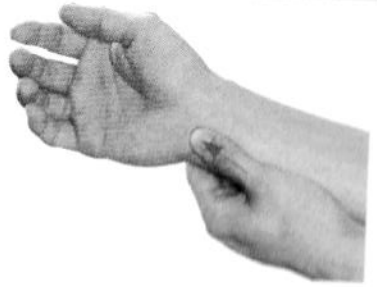

神门 用拇指稍用力按压神门穴，停留片刻后放松，反复5~6下。同法按压对侧神门穴。

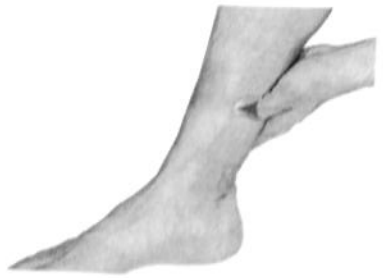

三阴交 用拇指用力按压三阴交穴，停留片刻后放松，反复5~6下。同法按压对侧三阴交穴。

30 健忘

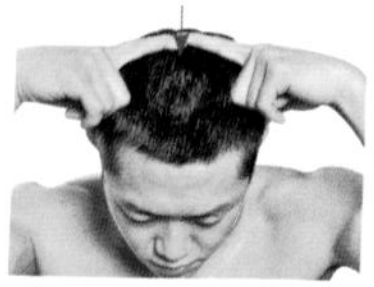

百会 两手食指重叠稍用力按压百会穴，停留片刻后放松，反复5~6下。

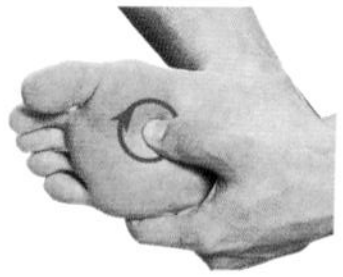

涌泉 用拇指按揉涌泉穴2分钟，力度稍重。同法按揉对侧涌泉穴。

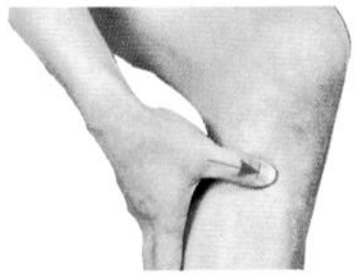

足三里 用拇指稍用力按压足三里穴，停留片刻后放松，反复5~6下。同法按压对侧足三里穴。

31 慢性咽炎

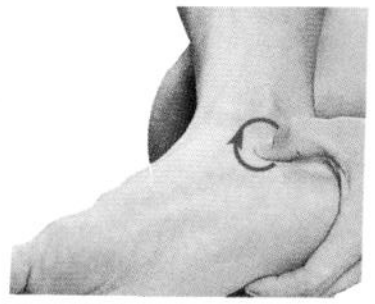

照海 用拇指按揉照海穴2分钟，力度稍重。同法按揉对侧照海穴。

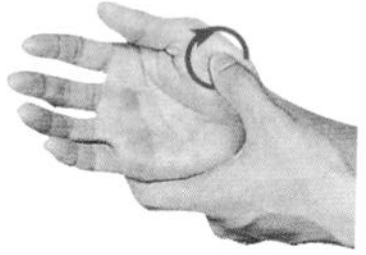

鱼际 用拇指按揉鱼际穴2分钟，力度稍重。同法按揉对侧鱼际穴。

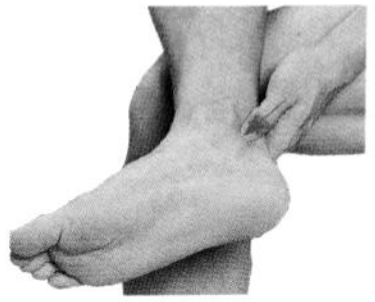

太溪 用拇指稍用力按压太溪穴，停留片刻后放松，反复5~6下。同法按压对侧太溪穴。

32 慢性鼻炎

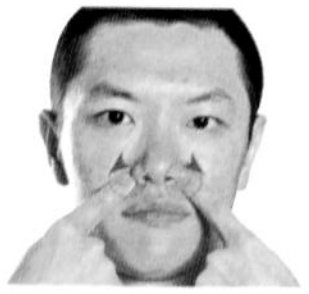

迎香 用两手食指按揉两侧迎香穴2分钟，力度稍重。

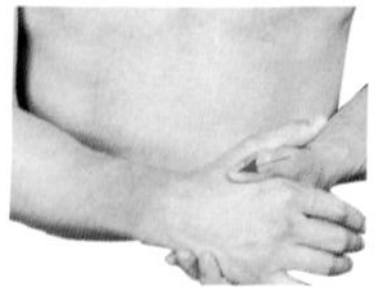

合谷 用拇指用力按压合谷穴，停留片刻后放松，反复5~6下。同法按压对侧合谷穴。

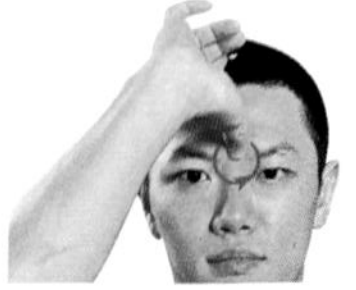

印堂 用拇指掐揉印堂穴2分钟，力度稍重。

33 落枕

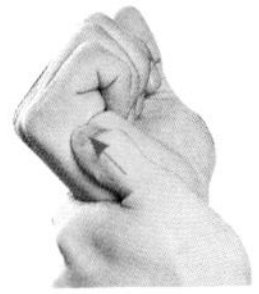

后溪 用拇指稍用力按压后溪穴，停留片刻后放松，反复5~6下。同法按压对侧后溪穴。

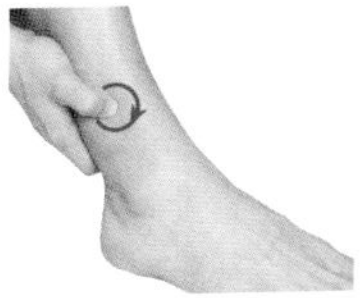

悬钟 用拇指按揉悬钟穴2分钟，力度稍重。同法按揉对侧悬钟穴。

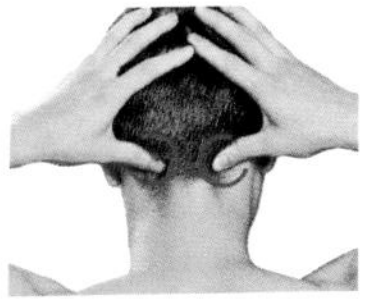

风池 两手拇指勾揉两侧风池穴2分钟，力度稍重。

34 颈椎病

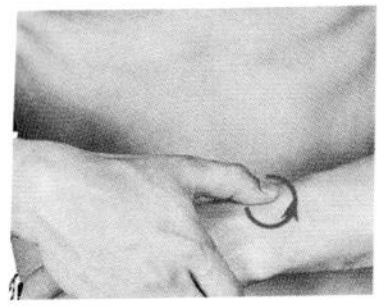

列缺 用拇指按揉列缺穴2分钟，力度稍重。同法按揉对侧列缺穴。

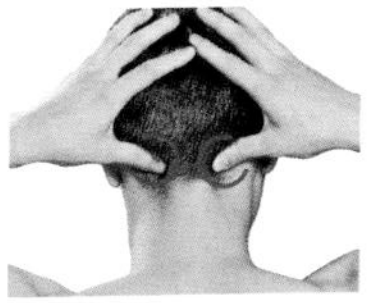

风池 两手拇指勾揉两侧风池穴2分钟，力度稍重。

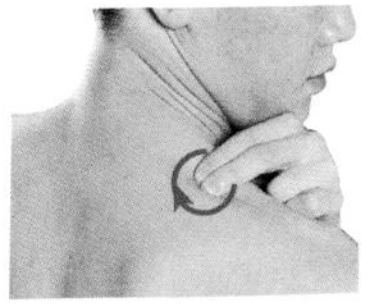

肩井 食、中二指并拢按揉肩井穴2分钟，力度稍重。同法按揉对侧肩井穴。

35 肩周炎

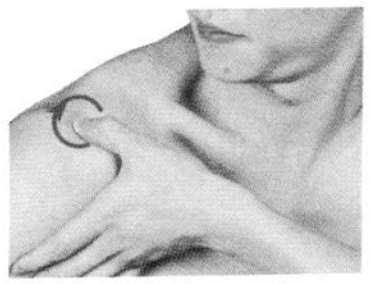

肩髃 用拇指按揉肩髃穴2分钟，力度稍重。同法按揉对侧肩髃穴。

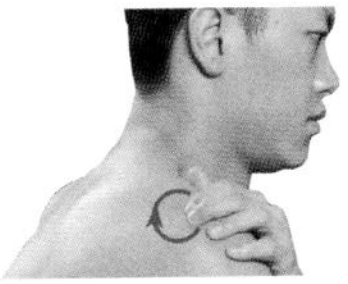

肩髎 用食指、中指按揉对侧肩髎穴2分钟，力度适宜。

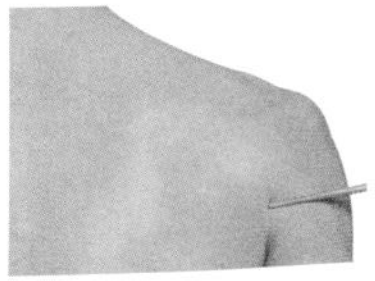

肩贞 此穴在腋后纹头直上1寸，三角肌后缘。可请他人帮忙按摩，用拇指点按本穴2分钟。

（网球肘）

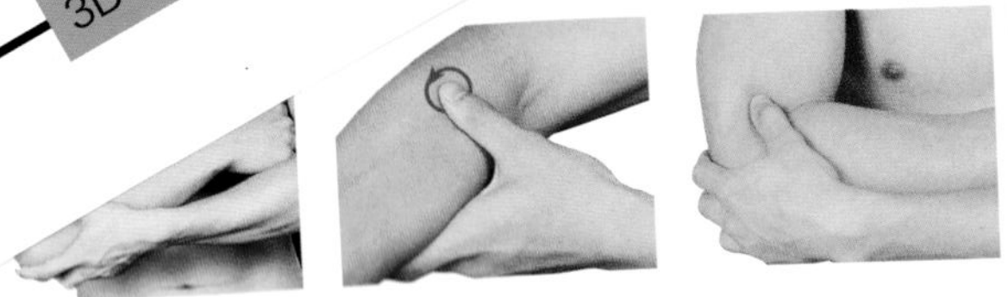

曲池 用拇指按揉曲池穴 2 分钟，力度稍重。同法按揉对侧曲池穴。

手三里 用拇指按揉手三里穴2分钟，力度稍重。同法按揉对侧手三里穴。

肘髎 用拇指按揉肘髎穴 2 分钟，力度适宜。同法按揉对侧肘髎穴。

37 急性腰扭伤

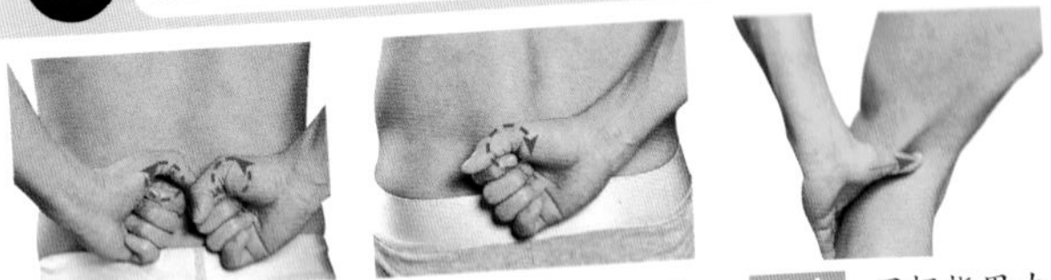

肾俞 两手握拳绕于背后腰部，用掌指关节稍用力按揉两侧肾俞穴2分钟。

腰阳关 一手握拳绕于背后，用掌指关节稍用力按揉腰阳关穴 2 分钟。

委中 用拇指用力按压委中穴，停留片刻后放松，反复 5~6 下。同法按压对侧委中穴。

38 腰痛

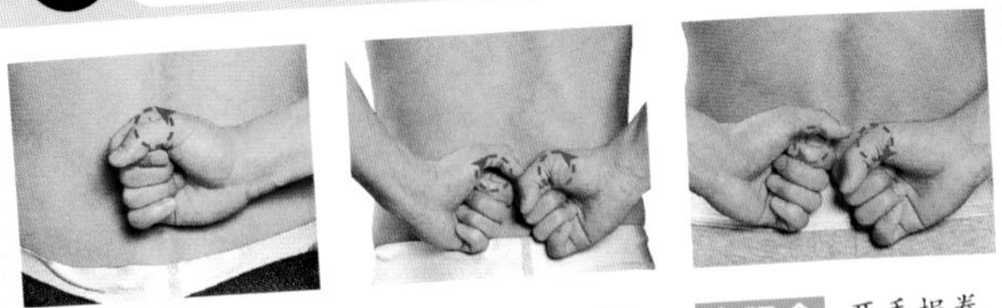

命门 一手握拳绕于背后，用掌指关节稍用力按揉命门穴2分钟。

肾俞 两手握拳绕于背后腰部，用掌指关节稍用力按揉两侧肾俞穴2分钟。

大肠俞 两手握拳绕于腰部，用掌指关节稍用力按揉两侧大肠俞穴 2 分钟。

39 坐骨神经痛

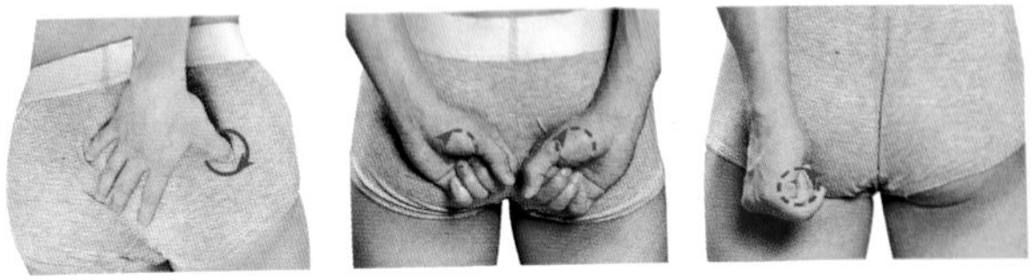

环跳 用拇指按揉环跳穴 2 分钟，力度稍重。同法按揉对侧环跳穴。

秩边 两手握拳绕于背后腰骶部，用掌指关节稍用力按揉两侧秩边穴 2 分钟。

承扶 用拇指按揉承扶穴 2 分钟，力度稍重。同法按揉对侧承扶穴。

10 膝关节炎

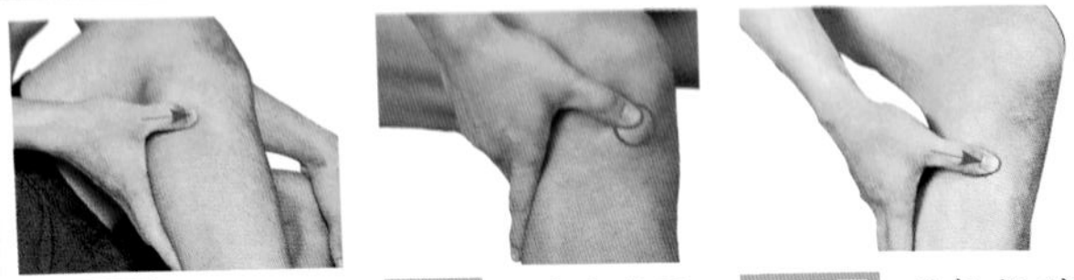

阳陵泉 用拇指稍用力按压阳陵泉穴，停留片刻后放松，反复 5~6 下。同法按压对侧阳陵泉穴。

犊鼻 用拇指按揉犊鼻穴 2 分钟，力度适宜。同法按揉对侧犊鼻穴。

足三里 用拇指稍用力按压足三里穴，停留片刻后放松，反复 5~6 下。同法按压对侧足三里穴。

11 斑秃

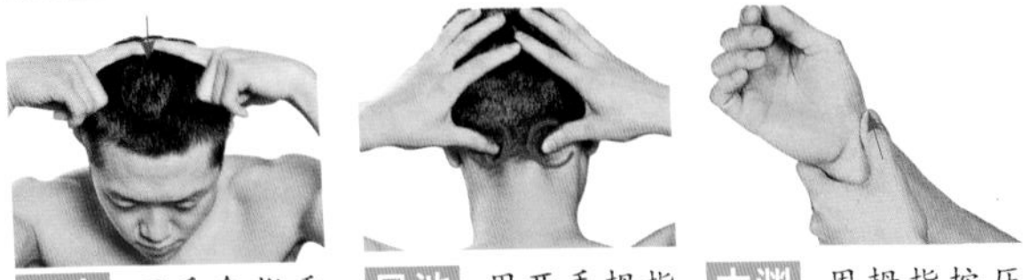

百会 两手食指重叠稍用力按压百会穴，停留片刻后放松，反复 5~6 下。

风池 用两手拇指勾揉两侧风池穴 2 分钟，力度稍重。

太渊 用拇指按压太渊穴，停留片刻后放松，反复5~6下，力度稍重。同法按压对侧太渊穴。

12 痤疮

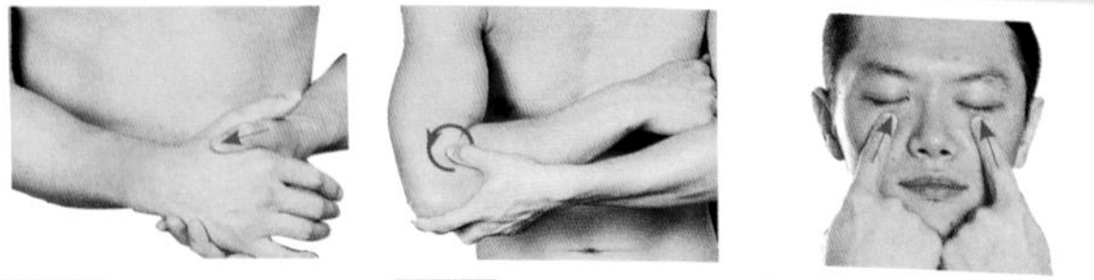

合谷 用拇指用力按压合谷穴，停留片刻后放松，反复5~6下。同法按压对侧合谷穴。

曲池 用拇指按揉曲池穴 2 分钟，力度稍重。同法按揉对侧曲池穴。

四白 用双手食指按压两侧四白穴，停留片刻后放松，反复 5~6 下，力度稍轻。

13 戒烟

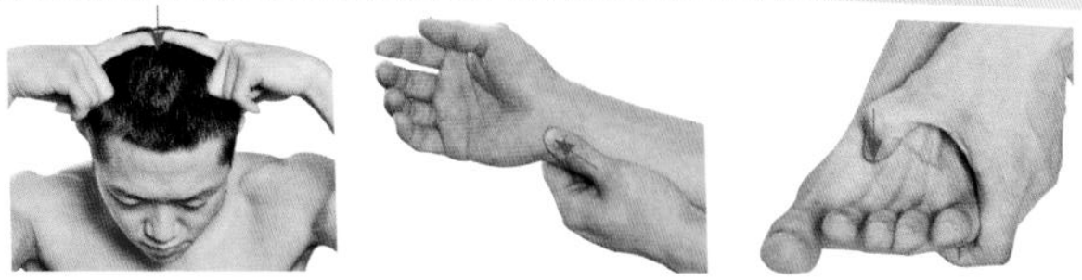

百会 两手食指重叠稍用力按压百会穴，停留片刻后放松，反复 5~6 下。

神门 用拇指稍用力按压神门穴，停留片刻后放松，反复 5~6 下。同法按压对侧神门穴。

太冲 用拇指掐按太冲穴，停留片刻后放松，反复 5~6 下。同法掐按对侧太冲穴。

14 减肥

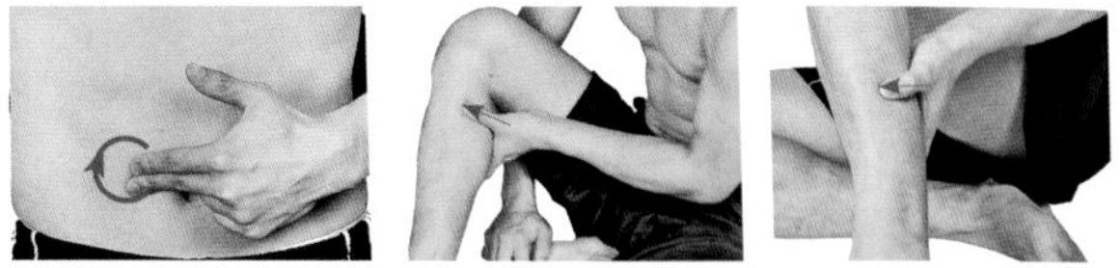

天枢 食、中二指并拢按揉天枢穴 2 分钟，力度适中。同法按揉对侧天枢穴。

阴陵泉 用拇指稍用力按压阴陵泉穴，停留片刻后放松，反复 5~6 下。同法按压对侧阴陵泉穴。

丰隆 用拇指用力按压丰隆穴，停留片刻后放松，反复 5~6 下。